ブラリー　イラスト版

どもの花粉症・
アレルギー性鼻炎を治す本

ながくら耳鼻咽喉科
アレルギークリニック院長 **永倉仁史** 監修

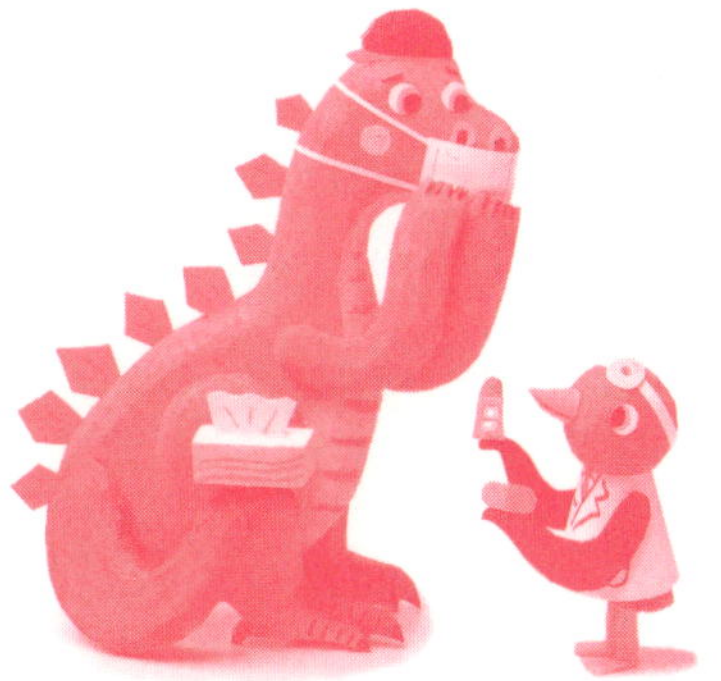

講談社

まえがき

　新年を迎え春の訪れも近くなると、スギ花粉症、続いてヒノキ花粉症のシーズンが到来します。近年は、大人ばかりか子どもの花粉症も目立ちます。私のクリニックには、二歳の子がベビーカーに乗って来院することもあります。「そんな年齢で花粉症？」と思うかもしれませんが、いまの子どもたちを取り巻く環境は、両親、祖父母の子ども時代と大きく異なっています。日本全国に植林されたスギやヒノキが「お年頃」になり、さかんに花粉を飛ばし始めています。乳幼児期から大量の花粉にさらされることで、発症年齢の低年齢化が進んでいるのです。

　花粉症はアレルギー疾患のひとつです。来院する患者さんのなかには、花粉症だけでなく、ハウスダストのアレルギーで一年中、鼻の症状に苦しめられ薬が手放せないお子さんや、やはりアレルギー疾患であるぜんそく、アトピー性皮膚炎を合併しているお子さんも目立ちます。「アレルギーマーチ」といわれるように、年齢を重ねるごとに現れ方は変わるものの、アレルギー疾患は長く続くことが予想される病気です。体質が大きく影響することから「治らない病気」と、とらえられてきました。

　しかし、ここにきてアレルギー疾患は「治せる病気」に変わってきています。負担なく続けられる舌《ぜっ》下《か》免疫《めんえき》療法《りょうほう》が実用化されたからです。長く続けるうちに徐々にアレルギー反応が起きにくくなる免疫療法は、アレルギーマーチを阻止できる唯一の治療法です。現在、舌下免疫療法は一二歳以上にならないと受けられませんが、数年先には五歳から受けられるようになる見込みです。本書でも詳しく解説しますので、ぜひ参考になさってください。

　子どもがつらいアレルギー症状に苦しむことのないように、まずはお母さん、お父さんがアレルギーについて正しい知識をもち、いまできる最善の策を講じていきましょう。本書がそのための一助となれば幸いです。

ながくら耳鼻咽喉科
アレルギークリニック院長
永倉 仁史

子どもの花粉症・アレルギー性鼻炎を治す本

もくじ

【まえがき】……1
【ここがポイント】見逃さないで! 子どもの花粉症・アレルギー性鼻炎……6
【ここがポイント】対策は大人主導でしっかり進める……8

1 この子の症状、花粉症? それとも別の病気?……9

【実態】激増する子どもの花粉症、アレルギー性鼻炎……10
【症状】いつ、どんなときに、どんな症状が出るか確認を……12
【どんな病気か①】花粉症もアレルギー性鼻炎も「アレルギー疾患」……14
【どんな病気か②】「アレルゲン」を攻撃するIgE抗体が増えていく……16

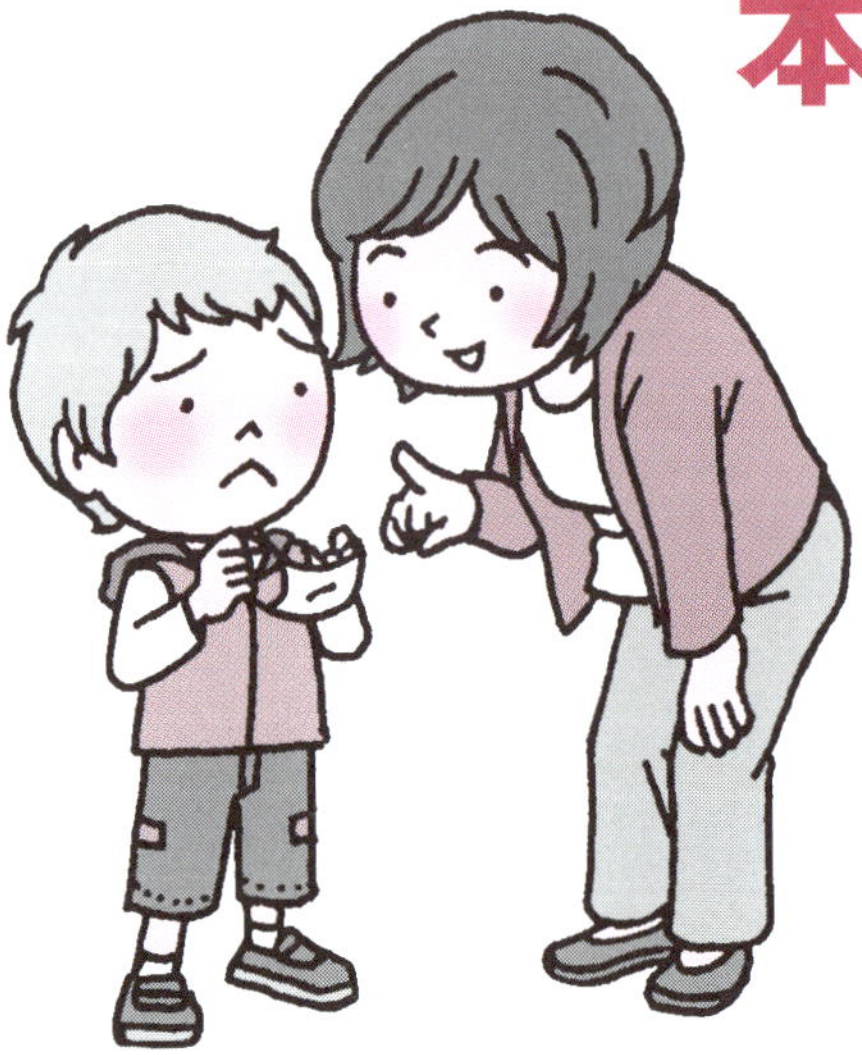

【アレルゲンのいろいろ】原因しだいでは一年中症状が出てくる……18
【診察を受けよう①】受診先は耳鼻科？ 小児科？ アレルギー科？……20
【診察を受けよう②】血液検査でアレルゲンを突き止めよう……22
【診察を受けよう③】アレルゲンがみつからないこともある……24
▼コラム ますます増える!? 花粉症・アレルギー性鼻炎の子どもたち……26

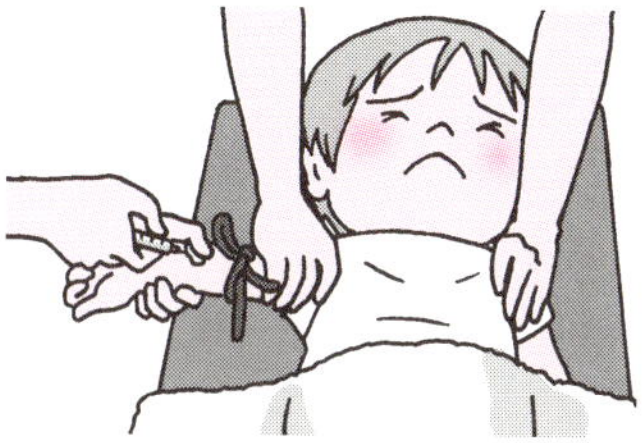

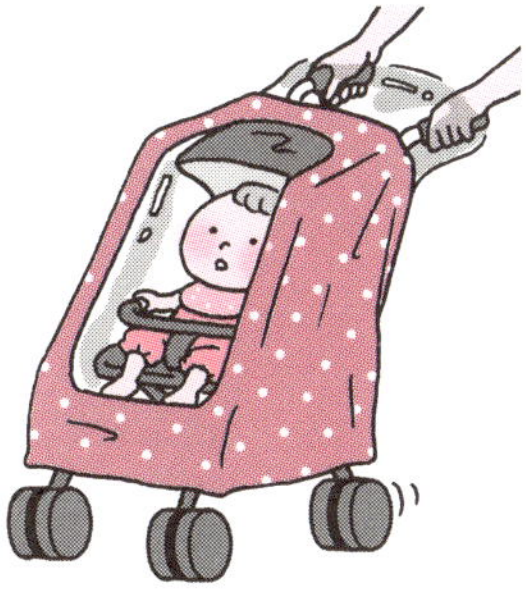

2 子どもこそ必要な早めの対応……27
【放置は危険①】鼻のつらい症状は生活全体に影響する……28
【放置は危険②】ほかのアレルギー疾患もかかえやすい……30
【対応の基本①】自然には治りにくいから三つの対策が必要……32
【対応の基本②】ベストな戦略は年齢によって異なる……34
【合併しやすいアレルギー疾患①】ぜんそくやアトピー性皮膚炎の発症・悪化も……36
【合併しやすいアレルギー疾患②】口腔アレルギー症候群に注意が必要……38
【合併しやすい鼻の病気】慢性副鼻腔炎などが隠れていることも……40
▼コラム 子どもでも手術は受けられる？ 受けたほうがよい？……42

3 乳幼児期から始めたい花粉・ダニ対策……43

【花粉対策①】外遊びしたい日ほど花粉は飛びやすい……44
【花粉対策②】使い心地のよいマスク、メガネで防御する……46
【花粉対策③】部屋に持ち込まない！ 家族の協力も必要……48
【ダニ対策①】「危険なポイント」を知って効率よく掃除する……50
【ダニ対策②】寝室・寝具の見直しで症状を軽くする……52
【症状をやわらげる①】適度なうるおいが症状を軽くする……54
【症状をやわらげる②】つらい症状には正しい応急処置が必要……56
【症状をやわらげる③】ワセリンの活用で一石二鳥の効果あり……58
【症状をやわらげる④】代替医療の効果は試す側の信念しだい……60
▼コラム 症状がひどいときこそ生活全体を整えたい……62

4 正しく使おう症状を抑える薬……63

【薬物療法の基本①】内服薬、点鼻薬、目薬の三点セットが一般的……64
【薬物療法の基本②】免疫の攻撃をあの手この手でなだめる……66
【治療の進め方】症状が強くなる前からの服薬が理想的……68

【内服薬】処方された薬なら眠気などの副作用は少ない……70
【点鼻薬／目薬】点鼻薬、目薬を上手に使って乗り切る……72
【薬の併用】ほかにも薬を使っているときは要注意……74
【市販薬の注意点】「小児用」とうたった薬でも過信は禁物……76
▼コラム「そろそろ次の子を」と考えているお母さんへ……78

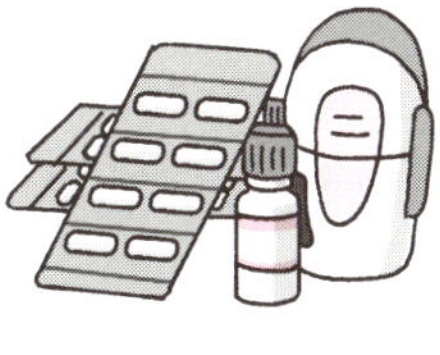

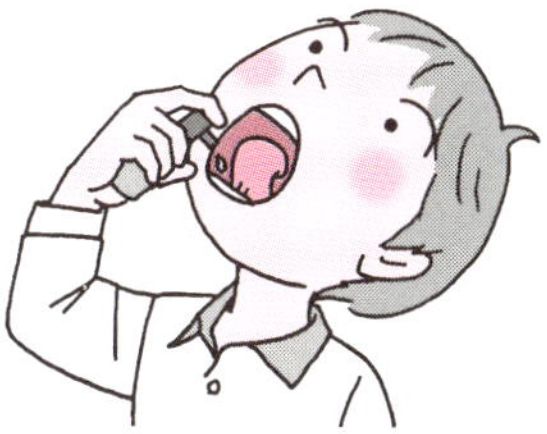

5 12歳になったらできる！ 新しい免疫療法……79
【免疫療法のしくみ】「これは敵ではない」と教え込む根本的な治療法……80
【免疫療法の効果】九割以上に効果あり。鼻炎以外の症状も改善……82
【向く子・向かない子】まずは受けられるかチェックしてみよう……84
【免疫療法の方法】スギ花粉、ダニが原因なら「口から」が可能……86
【舌下免疫療法の進め方①】年単位の治療。親子ともども納得のうえで始める……88
【舌下免疫療法の進め方②】二日目からは毎日、自宅で続けていく……90
【治療中の注意点①】正しく使うことが副作用を避ける鍵になる……92
【治療中の注意点②】インフルエンザなどのときは一時的に中断する……94
【免疫療法の限界】治療効果はすぐに、永久に実現するとは限らない……96
▼コラム いずれは「食べて治す」ことが可能になる？……98

ここがポイント

大人と違うから気づきにくい

見逃さないで！子どもの花粉症・アレルギー性鼻炎

風邪かと思っていた子どもの症状が、じつは花粉症や、アレルギー性鼻炎によるものだったという例が増えています。あやしい症状を見逃さず、早めに原因を突き止めておきましょう。

子どもの症状の特徴は……

幼い子どもは鼻水が増えてもうまくかめず、自分の症状をうまく説明することもできません。そのため、子どもの花粉症やアレルギー性鼻炎の症状は、大人がイメージするものとは少し違うことがあります。

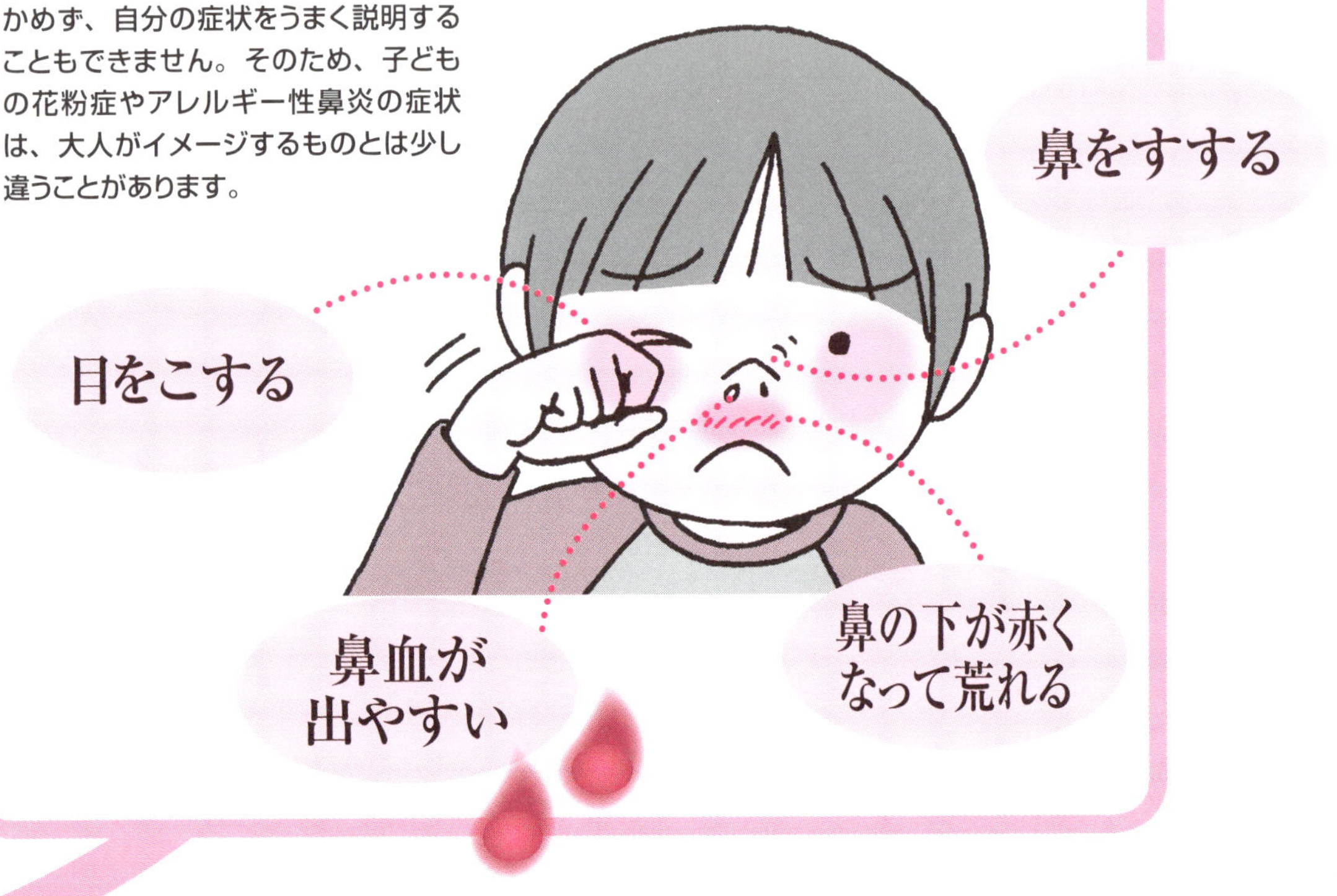

鼻をすする
目をこする
鼻血が出やすい
鼻の下が赤くなって荒れる

花粉症・アレルギー性鼻炎のイメージといえば……

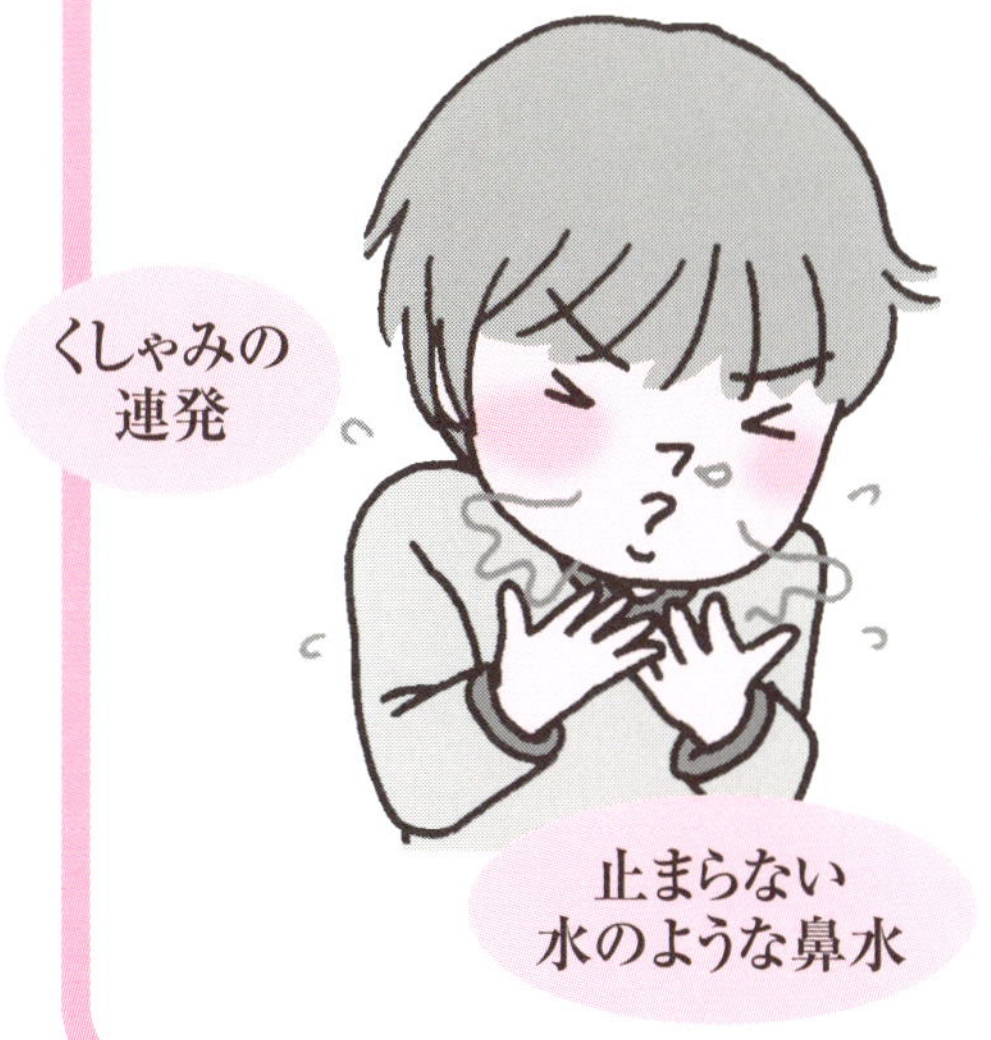

くしゃみの
連発
止まらない
水のような鼻水

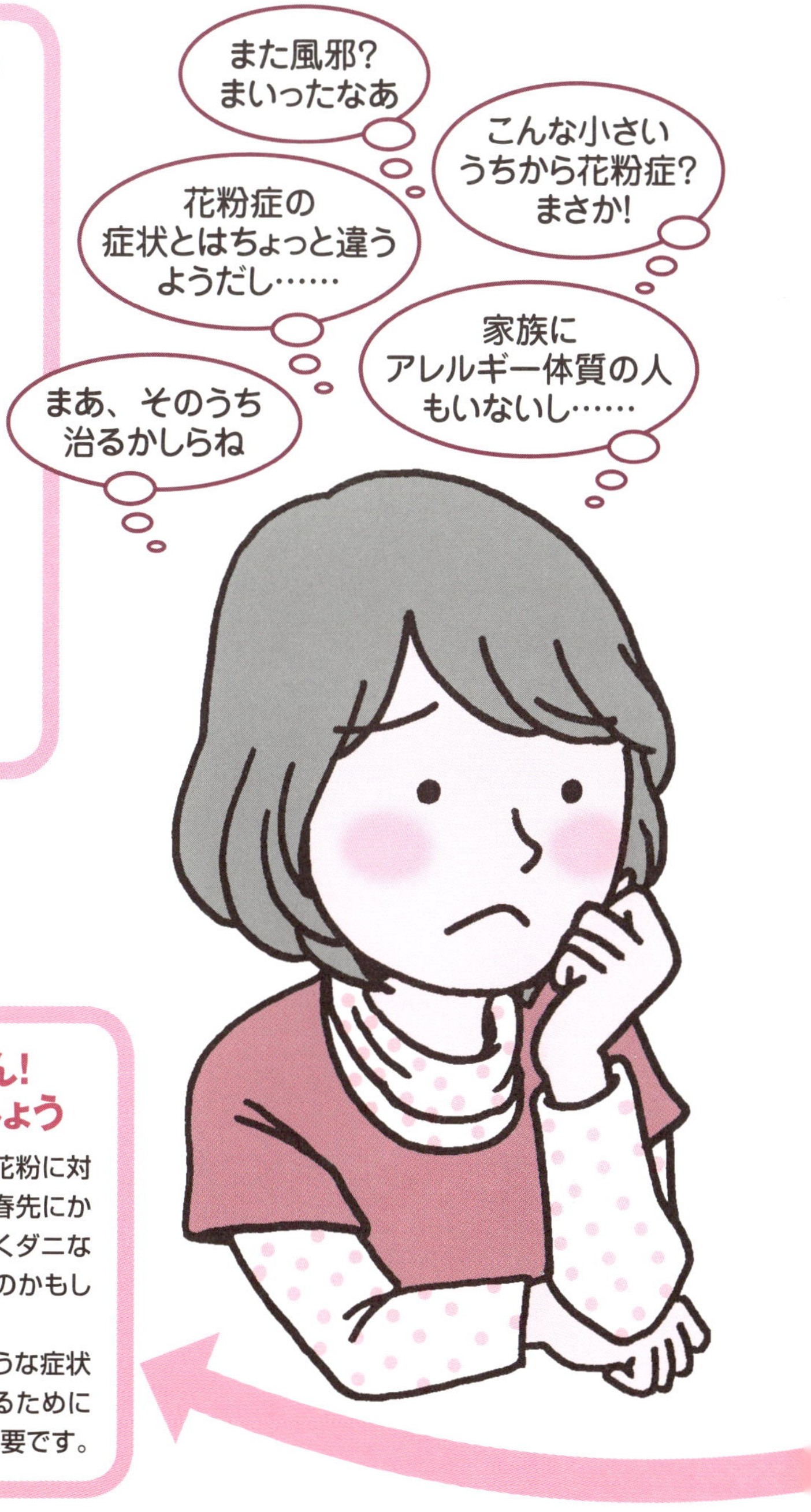

また風邪?
まいったなあ
こんな小さい
うちから花粉症?
まさか!
花粉症の
症状とはちょっと違う
ようだし……
家族に
アレルギー体質の人
もいないし……
まあ、そのうち
治るかしらね

アレルギー症状かもしれません!
原因をしっかり調べておきましょう

春先に増える花粉症は、スギやヒノキの花粉に対するアレルギー反応によって起きるもの。春先にかぎらず症状がある場合には、花粉だけでなくダニなどに対してもアレルギー反応が起きているのかもしれません。

むろん、風邪や、その他の原因で似たような症状が起きることはあります。有効な対策をとるためには、検査を受け、原因を突き止めることが必要です。

子どもは自分で注意できない

対策は大人主導でしっかり進める

ここがポイント

花粉症やアレルギー性鼻炎は、なかなか自然には治りません。ほかのアレルギー疾患の発症・悪化につながることも。親が正しい知識を身につけ、対応していく必要があります。

▼アレルギー症状を川の氾濫にたとえてみると……

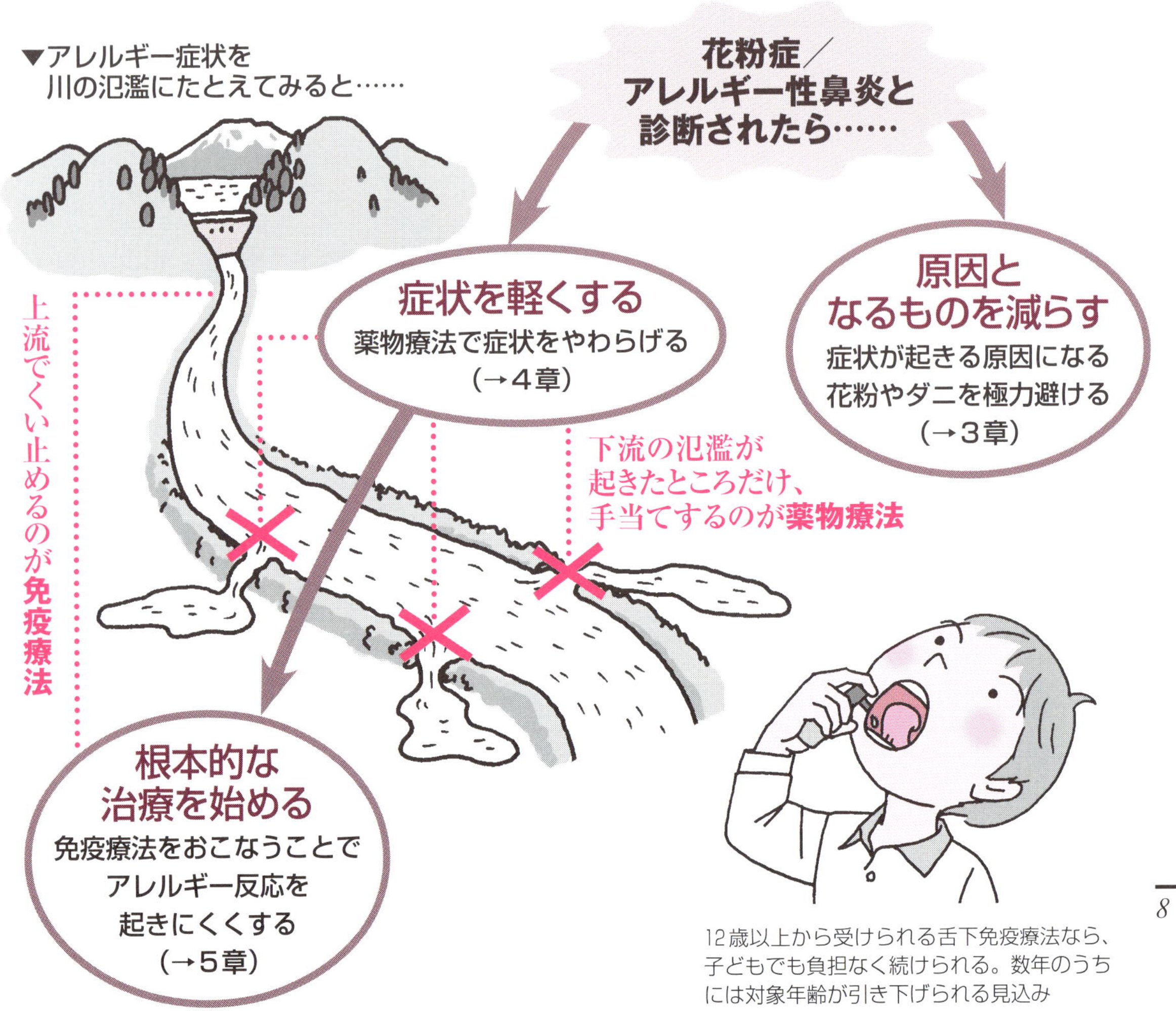

花粉症／アレルギー性鼻炎と診断されたら……
症状を軽くする
薬物療法で症状をやわらげる
(→4章)
原因となるものを減らす
症状が起きる原因になる花粉やダニを極力避ける
(→3章)
上流でくい止めるのが免疫療法
下流の氾濫が起きたところだけ、手当てするのが薬物療法
根本的な治療を始める
免疫療法をおこなうことでアレルギー反応を起きにくくする
(→5章)

12歳以上から受けられる舌下免疫療法なら、子どもでも負担なく続けられる。数年のうちには対象年齢が引き下げられる見込み

1

この子の症状、花粉症？ それとも別の病気？

いまや子どもの4人に1人がかかっているといわれる花粉症。
春先の鼻水、目のかゆみはスギやヒノキの花粉が原因かもしれません。
しかし、同じような症状だからといって、すべての子どもが
同じ原因をかかえているとは限りません。
まずは症状の原因をしっかり突き止めておきましょう。

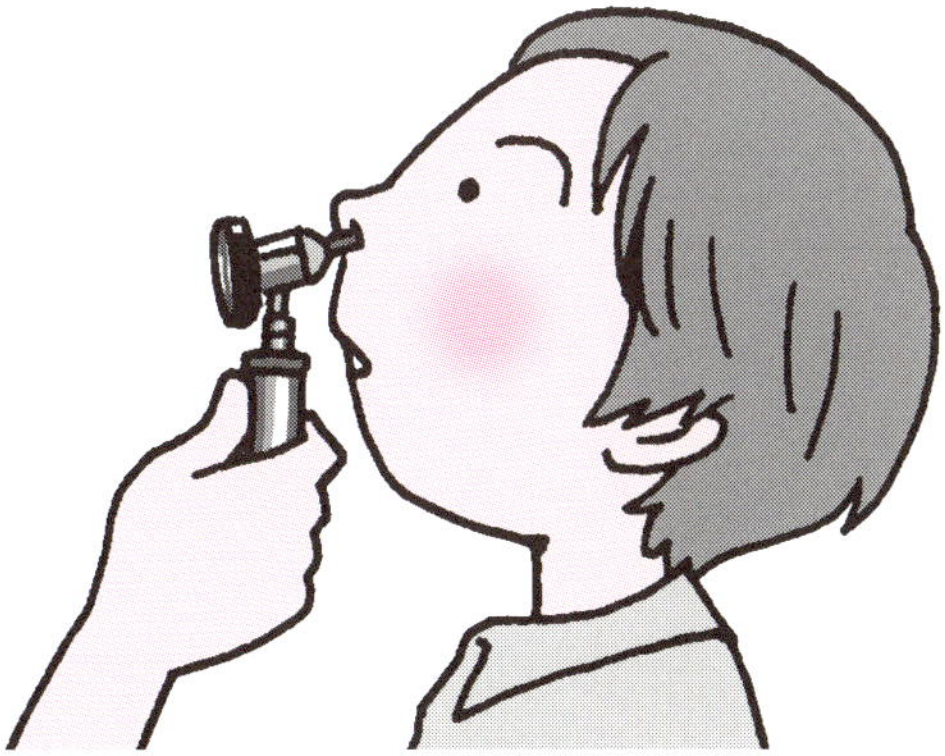

実態

激増する子どもの花粉症、アレルギー性鼻炎

スギやヒノキの花粉が大量に飛ぶ春先に、花粉症を発症する子どもが増えています。一方で、季節に関係なく、一年中、花粉症と同じような症状が続く子どもも同じくらいいます。

たしかに増えている子どもの花粉症

花粉症の多くは、春先に飛散するスギ花粉が原因となるスギ花粉症です。東京都が実施した調査では、スギ花粉症をもつ子どもの割合はこの20年間で10倍以上に増えています。

▼0～14歳のスギ花粉症有病率

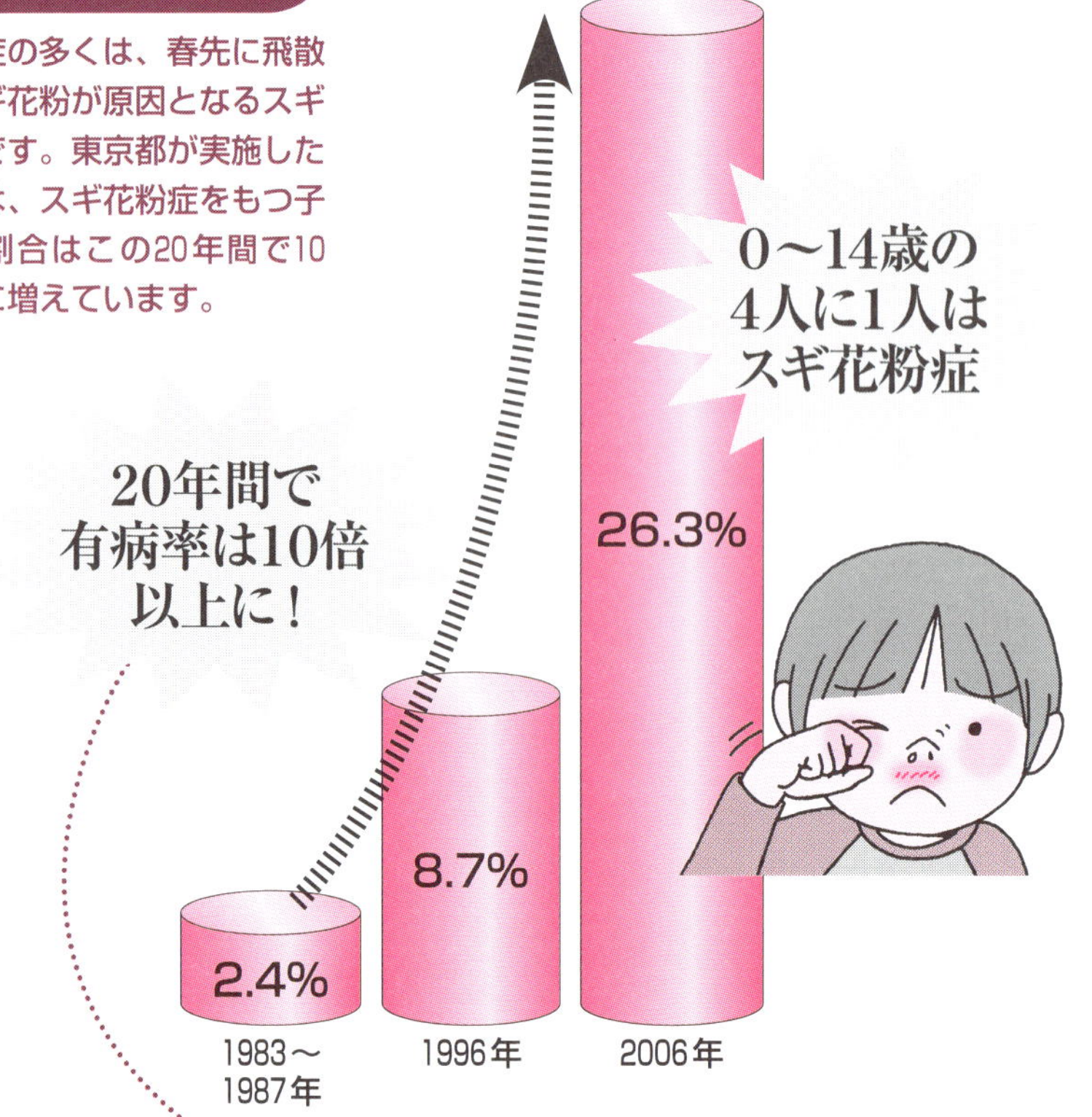
0～14歳の
4人に1人は
スギ花粉症
20年間で
有病率は10倍
以上に！
2.4%
8.7%
26.3%
1983～
1987年
1996年
2006年

（東京都花粉症患者実態調査による）

花粉の飛散量が倍増している！

子どもの花粉症が増える背景には、飛散する花粉の量が激増しているという現実があります。

▼スギ・ヒノキ花粉飛散数

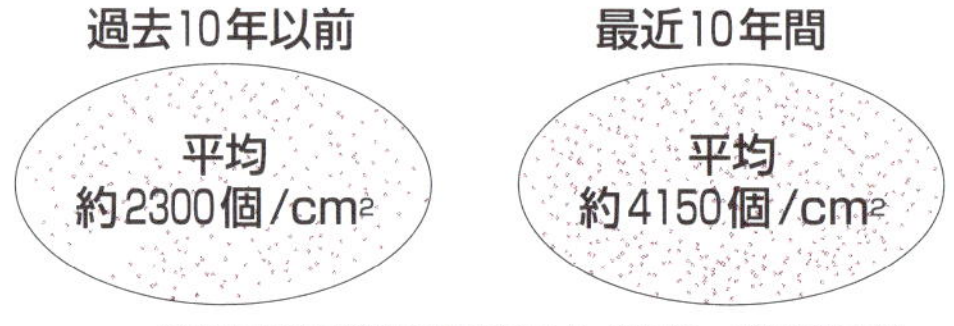
過去10年以前
平均
約2300個/cm²
最近10年間
平均
約4150個/cm²

（慈恵医大耳鼻咽喉科鼻疾患班アレルギー研究グループの資料による）

親の世代との大きな違いはスギやヒノキの花粉が飛ぶ量

花粉症は、日本では今の子どものお母さん、お父さん世代の人の多くが子どもだった昭和五〇年代

1年中、症状がある子はさらに多い

春先に起きるスギ花粉症に注目が集まりがちですが、季節にかかわらず症状が出る通年性アレルギー性鼻炎をもつ子も増えています。その多くは、どこの家庭にも必ずいるダニが原因になっています。

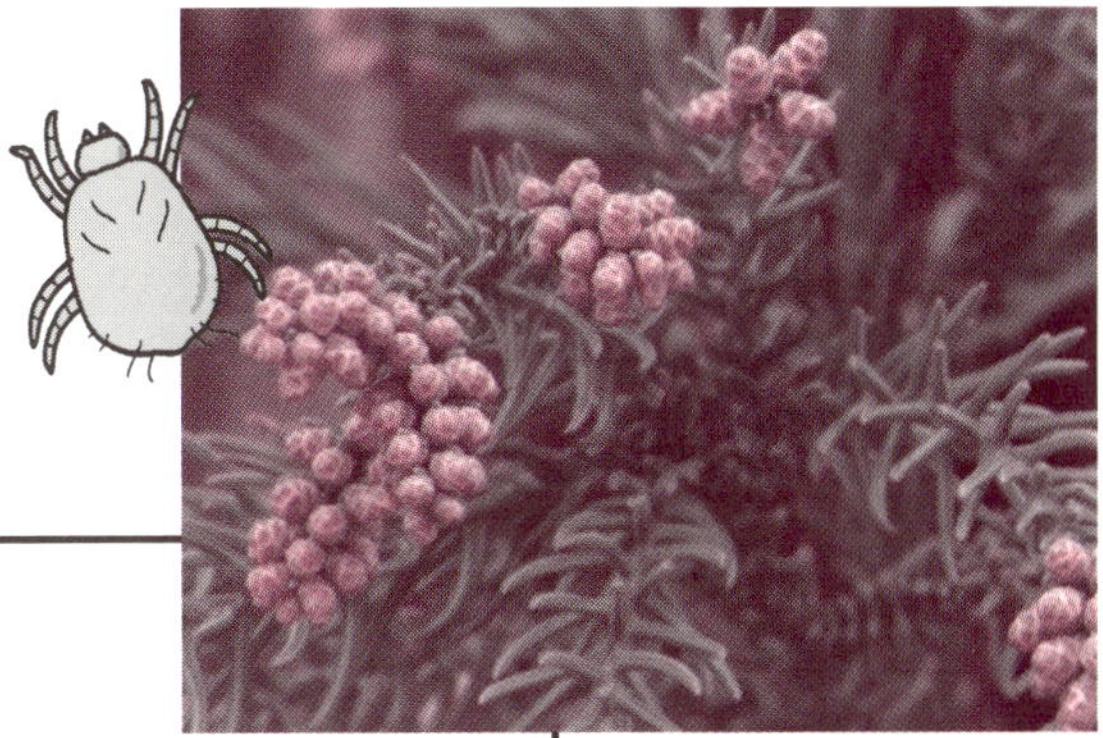

スギ花粉症は花粉が飛ぶ時期だけ、ダニなどが原因で起きる通年性アレルギー性鼻炎は、季節を問わず症状が出る

▼年齢層別有病率

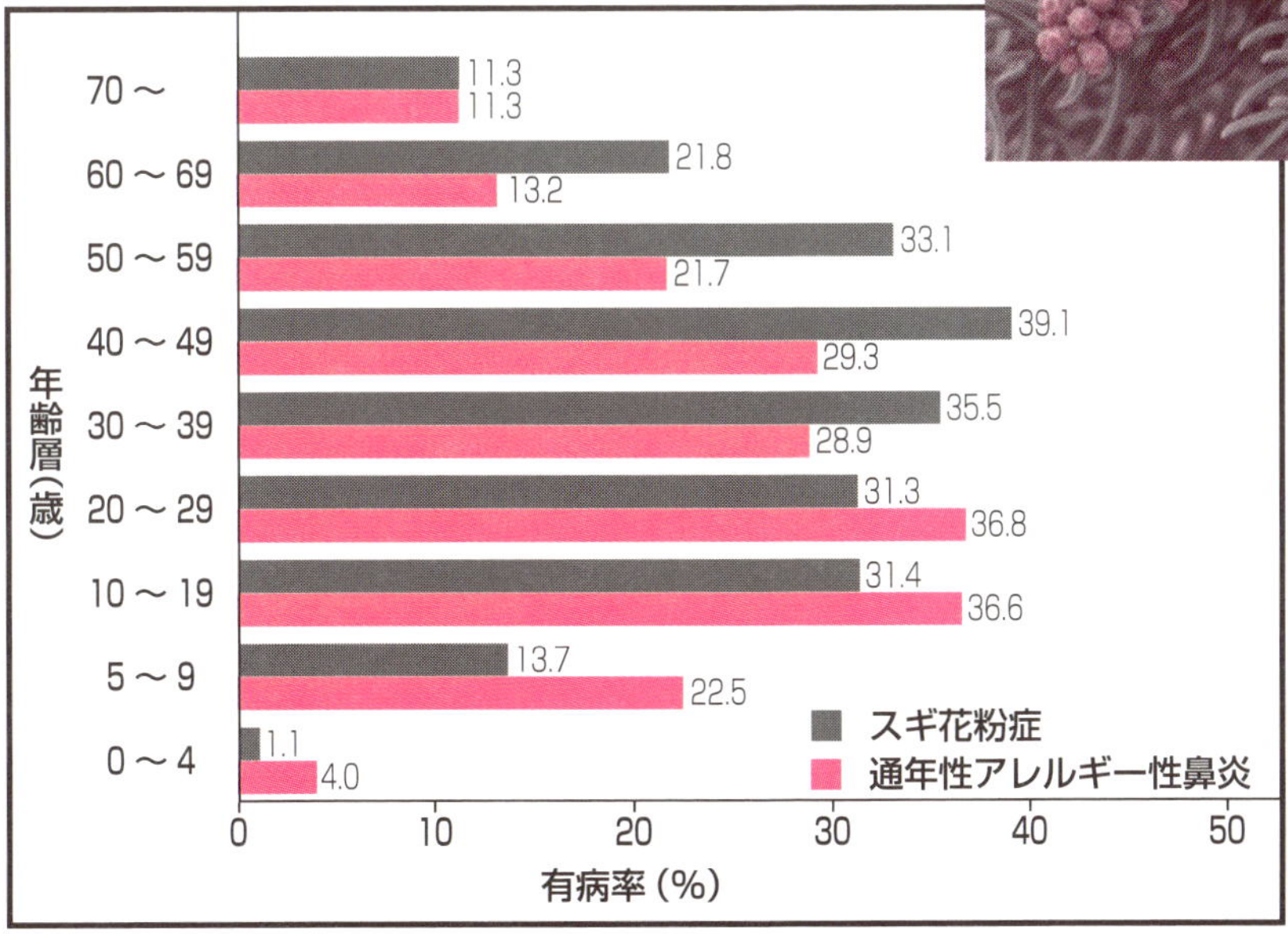
年齢層(歳)
70～
60～69
50～59
40～49
30～39
20～29
10～19
5～9
0～4
11.3
11.3
21.8
13.2
33.1
21.7
39.1
29.3
35.5
28.9
31.3
36.8
31.4
36.6
13.7
22.5
1.1
4.0
スギ花粉症
通年性アレルギー性鼻炎
0
10
20
30
40
50
有病率(%)

(『鼻アレルギー診療ガイドライン 2013年版』による)

頃から話題になりはじめた比較的新しい病気です。子どもでも花粉症になることはありましたが、それほど多くはありませんでした。

ところが近年、花粉症を発症する子どもが目立ちます。子どもの発症が増える大きな原因となっているのが、スギやヒノキの花粉の飛散量が激増していること。幼い頃から大量の花粉を浴びることで、低年齢のうちに発症する子が増えてきていると考えられています。

似たものどうしの スギ・ヒノキ花粉

スギ花粉から少し遅れて飛び始めるヒノキ花粉。ヒノキ花粉のほうがやや小さく、スギ花粉には小さな突起がありますが、普通の顕微鏡では簡単には区別できないほど形状が似ていて、成分もよく似ています。

スギ花粉症がある場合、八割はヒノキ花粉症もあるといわれています。

症状

いつ、どんなときに、どんな症状が出るか確認を

花粉症やアレルギー性鼻炎をもつ子どもが多いからといって、子どものつらそうな症状の原因がすべてそうとはかぎりません。風邪をくり返しているだけのこともあります。

重なりあうから紛らわしい

鼻を中心にした症状は、花粉症やアレルギー性鼻炎だけでなく、風邪でも起こりやすい症状です。とくに花粉症の症状が出やすい2～3月は、風邪やインフルエンザなどの感染症にかかることも多い時期だけに、見分けがつきにくいことがあります。

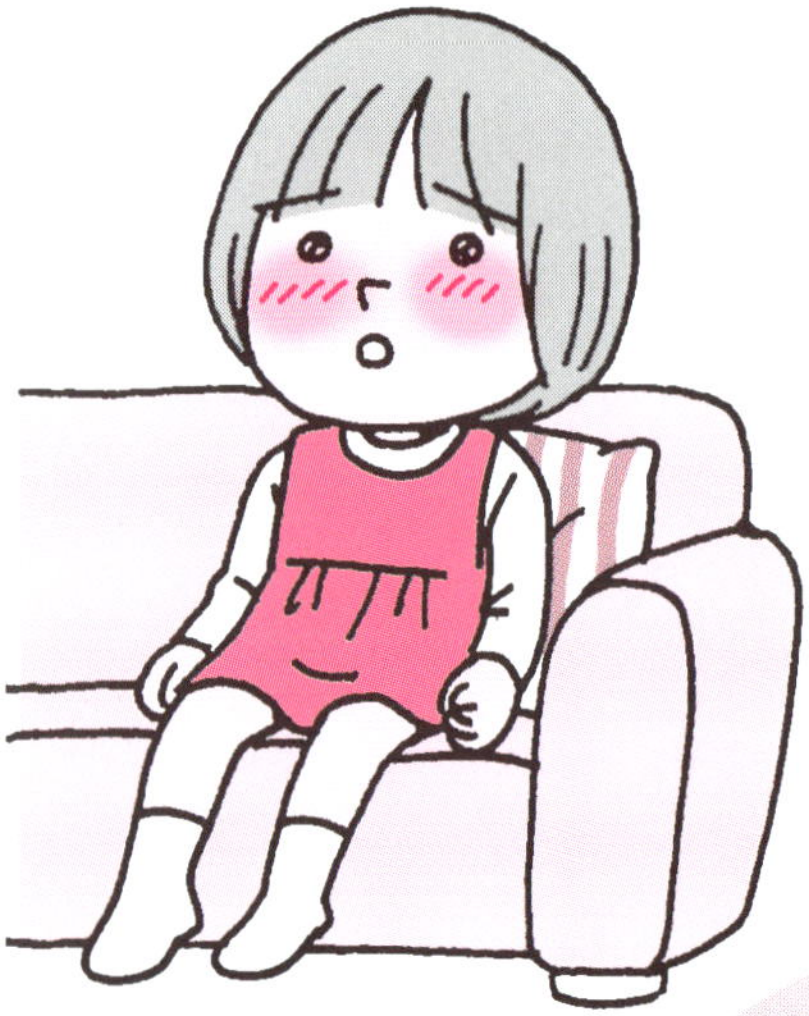

発熱したから風邪ともいえない。花粉症やアレルギー性鼻炎でも微熱が続くことがある

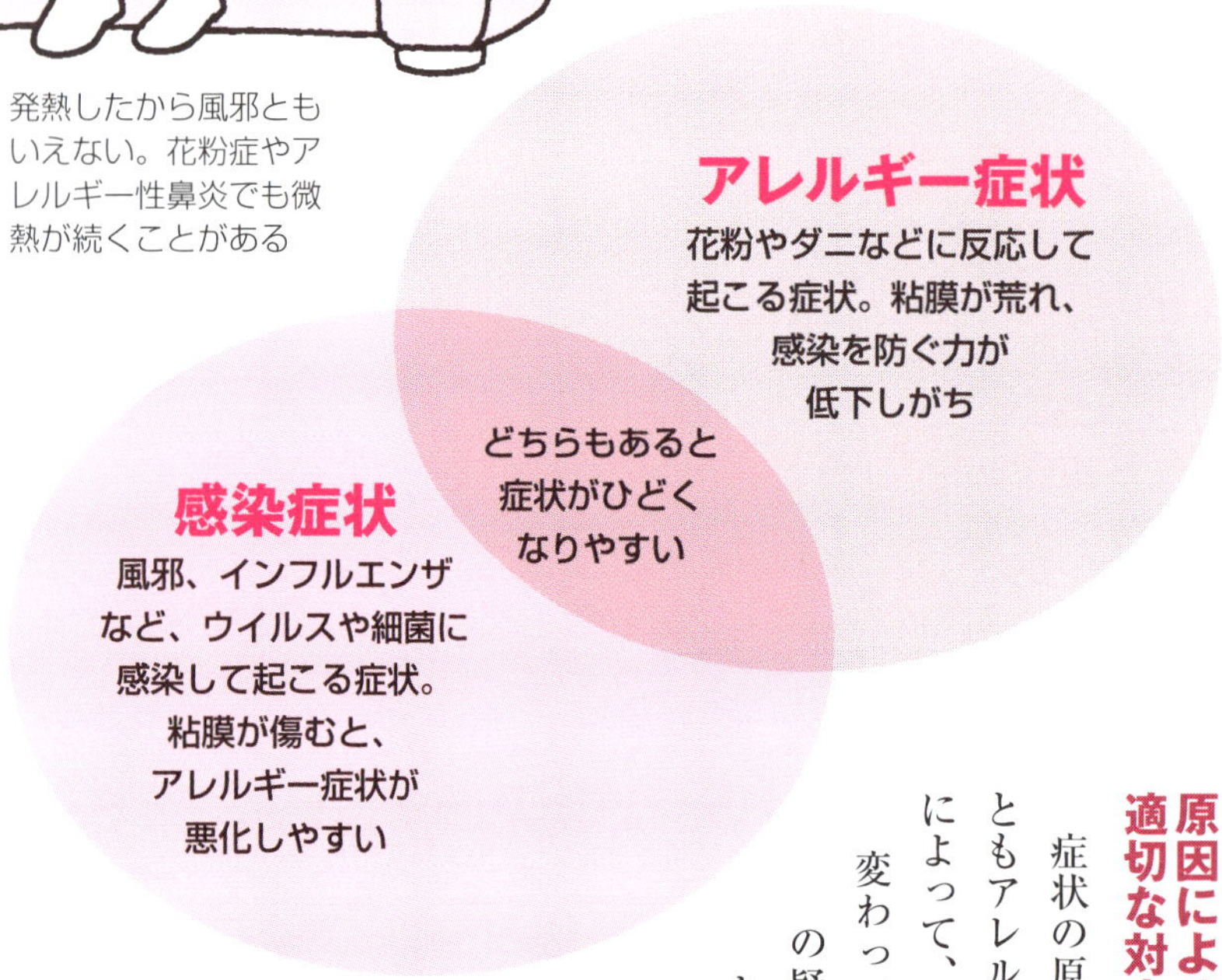
アレルギー症状
花粉やダニなどに反応して起こる症状。粘膜が荒れ、感染を防ぐ力が低下しがち
どちらもあると症状がひどくなりやすい
感染症状
風邪、インフルエンザなど、ウイルスや細菌に感染して起こる症状。粘膜が傷むと、アレルギー症状が悪化しやすい

原因によって適切な対応は異なる

症状の原因が風邪なのか、それともアレルギーによるものなのかによって、適切な対応のしかたは変わってきます。アレルギーの疑いはないか、症状をよくみておきましょう。

ただし、必ずしも「どちらかだけ」というわけではなく、花粉症もあるうえに風邪をひいているということもあります。

症状の現れ方をみておこう

重なるところもありますが、よくよくみれば症状には少し違いがあります。かゆみ、とくに目のかゆみがあるようならアレルギー症状の疑いが濃厚です。

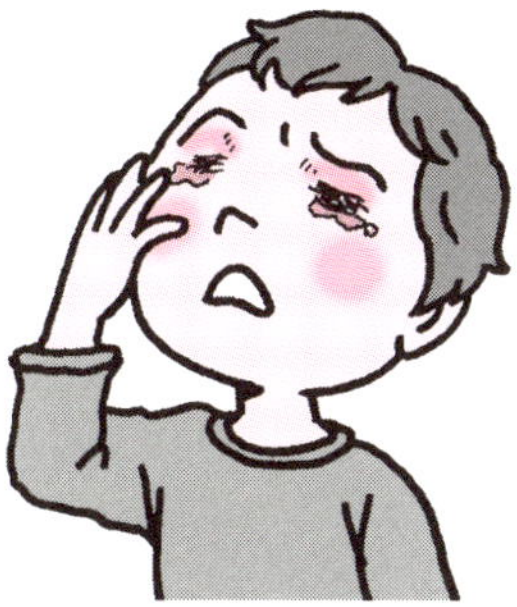

とくにスギ花粉症、ヒノキ花粉症は目の症状が出やすい

	花粉症・アレルギー性鼻炎	風邪
鼻	さらさらとした水のような鼻水。くしゃみも増える。粘膜が炎症を起こして腫れた状態が続くため、鼻づまりがひどくなりやすい	水のような鼻水は最初だけ。黄色っぽく粘ついた鼻水に。くしゃみが増えたり、鼻づまりを起こすこともある
目	かゆみ、充血、まぶたの腫れなど	なし
皮膚	顔や首、ときには全身がかゆくなることもある（花粉症皮膚炎→37ページ）	なし
のど	かゆみ、せきなどが出てくることも。痛みが出ることもあるが、それほどひどくはない	痛みが出やすい。つばを飲み込むときに、とくに痛む。せきも出やすい
全身	発熱することもあるが微熱。頭がスッキリせず、ぼんやりしているようすも	インフルエンザの場合は高熱。ふつうの風邪でも、子どもの場合、高い熱が出ることがある
時期による症状の変化	花粉症であれば、原因となる花粉の飛散量が増えると症状が悪化。ダニなどが原因の場合はとくに秋口にかけて悪化しやすい	冬から春にかけて、インフルエンザも、ふつうの風邪も増えやすい
症状が続く期間	シーズン中、手当てしないかぎり症状が続く。通年性のアレルギー性鼻炎なら1年中	数日～1週間程度で治る
場所による症状の変化	花粉にさらされやすい外出時や、ダニが繁殖しやすいほこりの多い部屋で過ごしているとひどくなりやすい	とくにない

特徴的な症状

どんな病気か①

花粉症もアレルギー性鼻炎も「アレルギー疾患」

花粉症もアレルギー性鼻炎のひとつ。どちらもアレルギー反応が引き起こすアレルギー疾患です。ただし、なにに対してアレルギー反応を起こすかで現れる時期などが異なります。

免疫の働きが引き起こすアレルギー反応

守るべき体を「城」とするならば、城を敵から守るためのしくみが免疫です。生きるうえで免疫の働きは欠かせませんが、ときに不要な働きをしてしまうことがあります。それがアレルギー反応です。

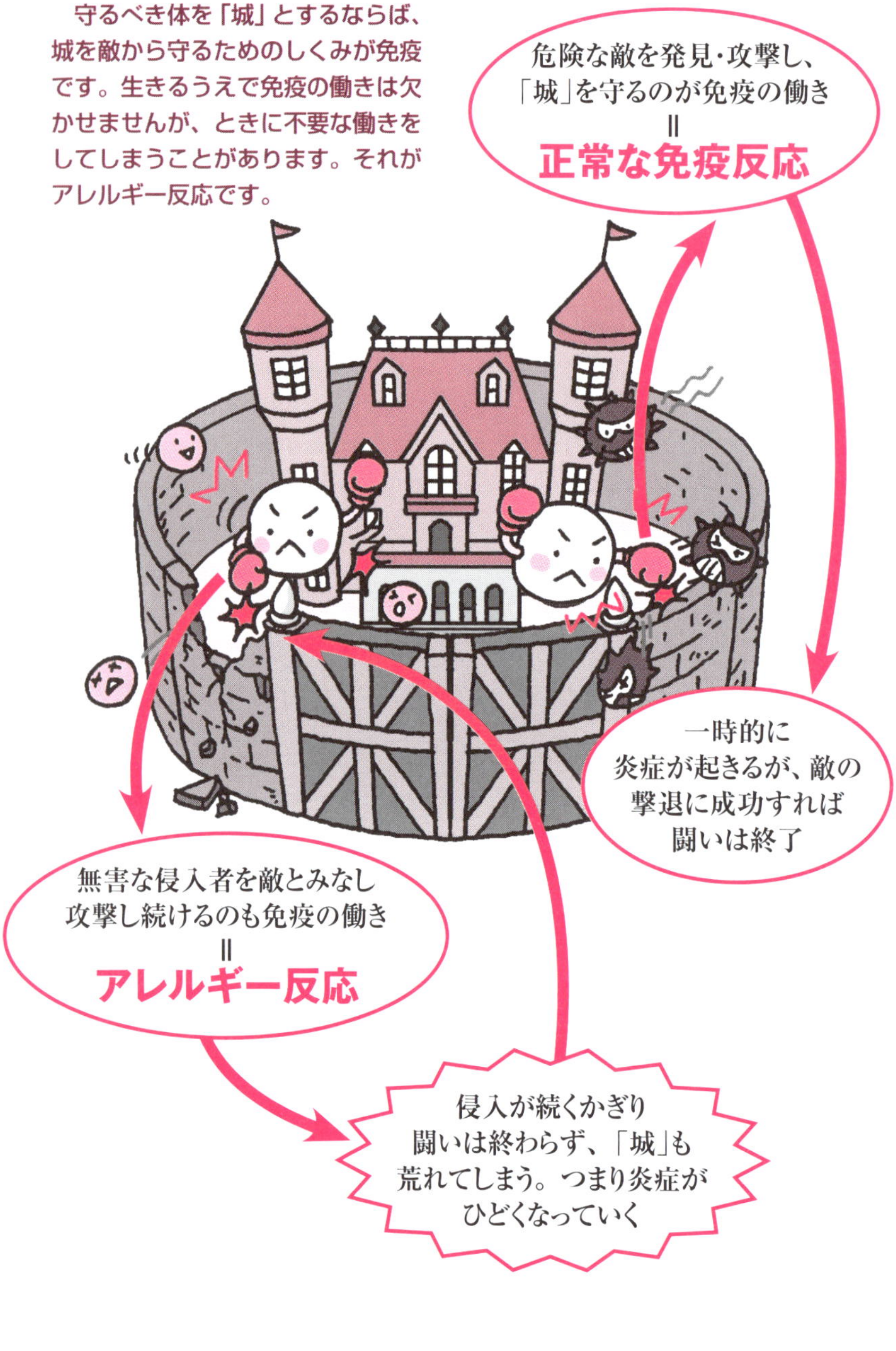

危険な敵を発見・攻撃し、「城」を守るのが免疫の働き
=
正常な免疫反応
一時的に炎症が起きるが、敵の撃退に成功すれば闘いは終了
無害な侵入者を敵とみなし攻撃し続けるのも免疫の働き
=
アレルギー反応
侵入が続くかぎり闘いは終わらず、「城」も荒れてしまう。つまり炎症がひどくなっていく

似ているけれど少し違う2つの病気

アレルギー性鼻炎は、症状を引き起こす原因となるものの違いで季節性か通年性かに分けられます。花粉症は季節性のアレルギー性鼻炎です。

ただし、2つをあわせもつ子どもも少なくありません。

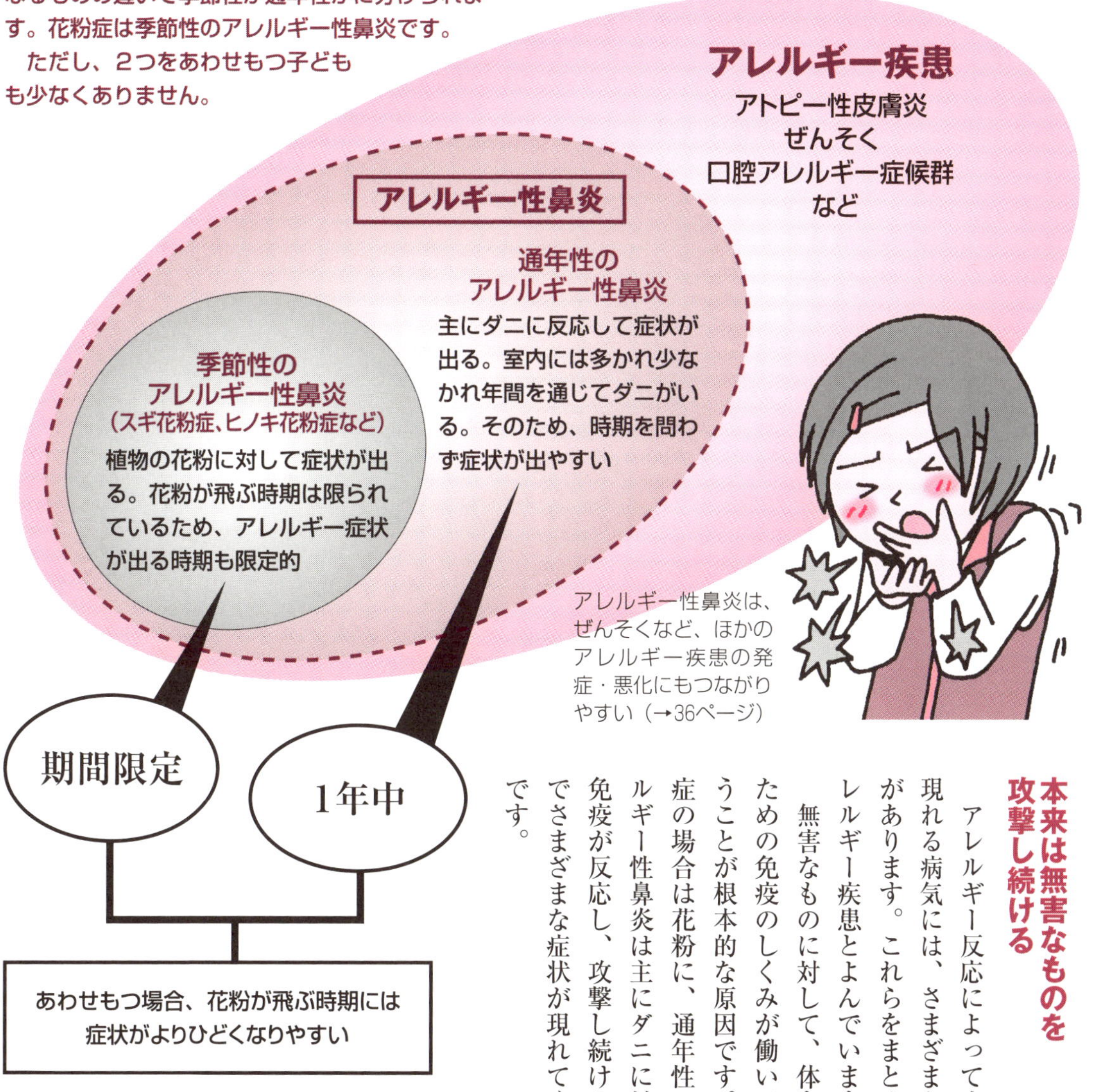
アレルギー疾患
アトピー性皮膚炎
ぜんそく
口腔アレルギー症候群
など
アレルギー性鼻炎
通年性のアレルギー性鼻炎
主にダニに反応して症状が出る。室内には多かれ少なかれ年間を通じてダニがいる。そのため、時期を問わず症状が出やすい
季節性のアレルギー性鼻炎
（スギ花粉症、ヒノキ花粉症など）
植物の花粉に対して症状が出る。花粉が飛ぶ時期は限られているため、アレルギー症状が出る時期も限定的
期間限定
1年中
あわせもつ場合、花粉が飛ぶ時期には症状がよりひどくなりやすい

アレルギー性鼻炎は、ぜんそくなど、ほかのアレルギー疾患の発症・悪化にもつながりやすい（→36ページ）

本来は無害なものを攻撃し続ける

アレルギー反応によって症状が現れる病気には、さまざまなものがあります。これらをまとめてアレルギー疾患とよんでいます。

無害なものに対して、体を守るための免疫のしくみが働いてしまうことが根本的な原因です。花粉症の場合は花粉に、通年性のアレルギー性鼻炎は主にダニに対して免疫が反応し、攻撃し続けることでさまざまな症状が現れてくるのです。

どんな病気か②

「アレルゲン」を攻撃するIgE抗体が増えていく

免疫の攻撃対象を抗原、攻撃する武器になるものを抗体といいます。アレルギー反応を起こす原因となる抗原がアレルゲン、アレルゲン専用の武器がIgE抗体です。

無益な闘いが起きるしくみ

本来は無害なアレルゲンに対し、IgE抗体という武器を介して免疫の攻撃が始まると、アレルギー症状が引き起こされます。

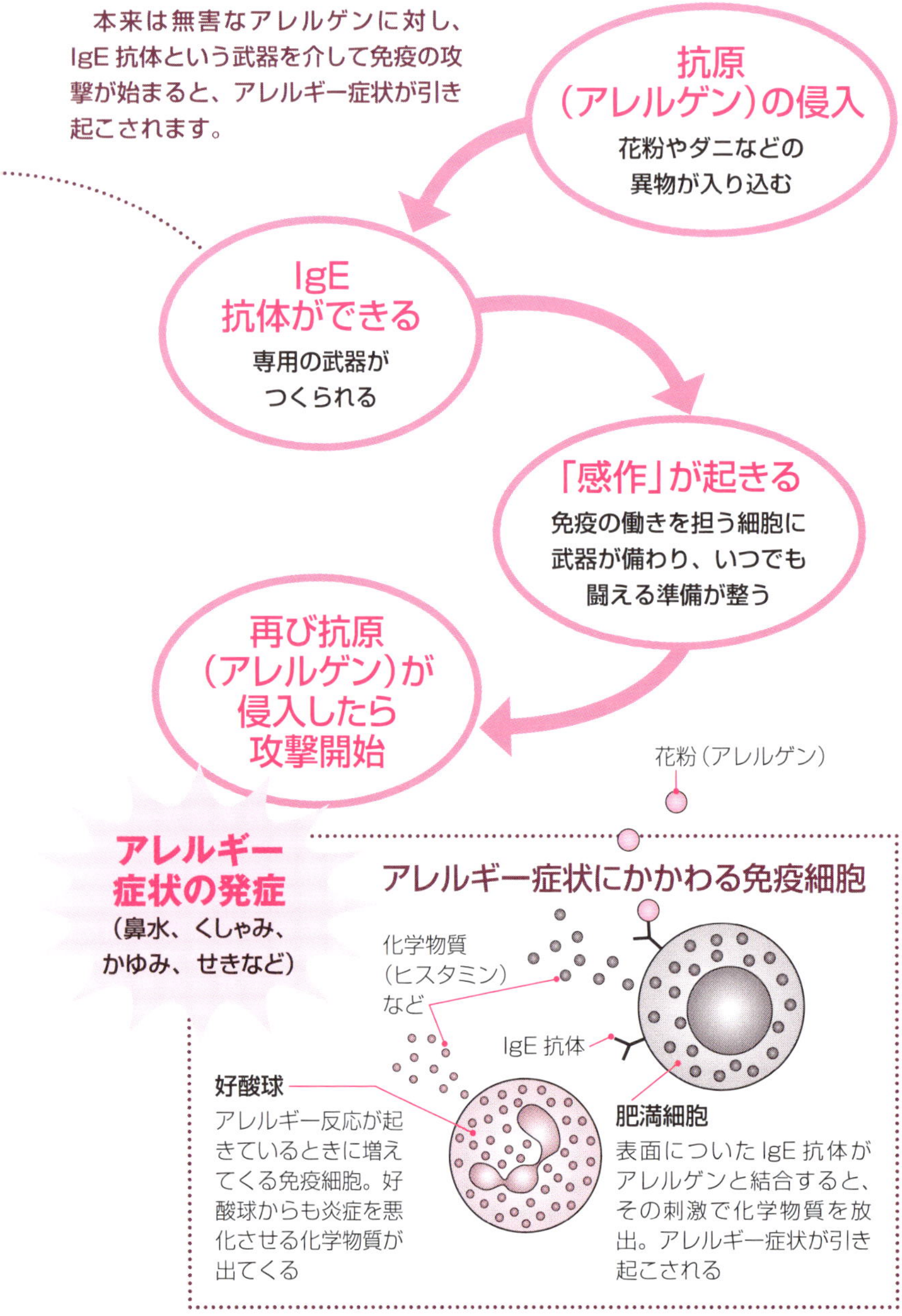

抗原（アレルゲン）の侵入
花粉やダニなどの異物が入り込む
IgE抗体ができる
専用の武器がつくられる
「感作」が起きる
免疫の働きを担う細胞に武器が備わり、いつでも闘える準備が整う
再び抗原（アレルゲン）が侵入したら攻撃開始
アレルギー症状の発症
（鼻水、くしゃみ、かゆみ、せきなど）
花粉（アレルゲン）
アレルギー症状にかかわる免疫細胞
化学物質（ヒスタミン）など
IgE抗体
好酸球
アレルギー反応が起きているときに増えてくる免疫細胞。好酸球からも炎症を悪化させる化学物質が出てくる
肥満細胞
表面についたIgE抗体がアレルゲンと結合すると、その刺激で化学物質を放出。アレルギー症状が引き起こされる

「抗体ができただけ」では発症しない

IgE 抗体をもたない人に花粉症やアレルギー性鼻炎は生じません。けれど、IgE 抗体があれば必ず発症するというわけでもありません。ほかの要因も重なり、許容量を超えたときに発症します。

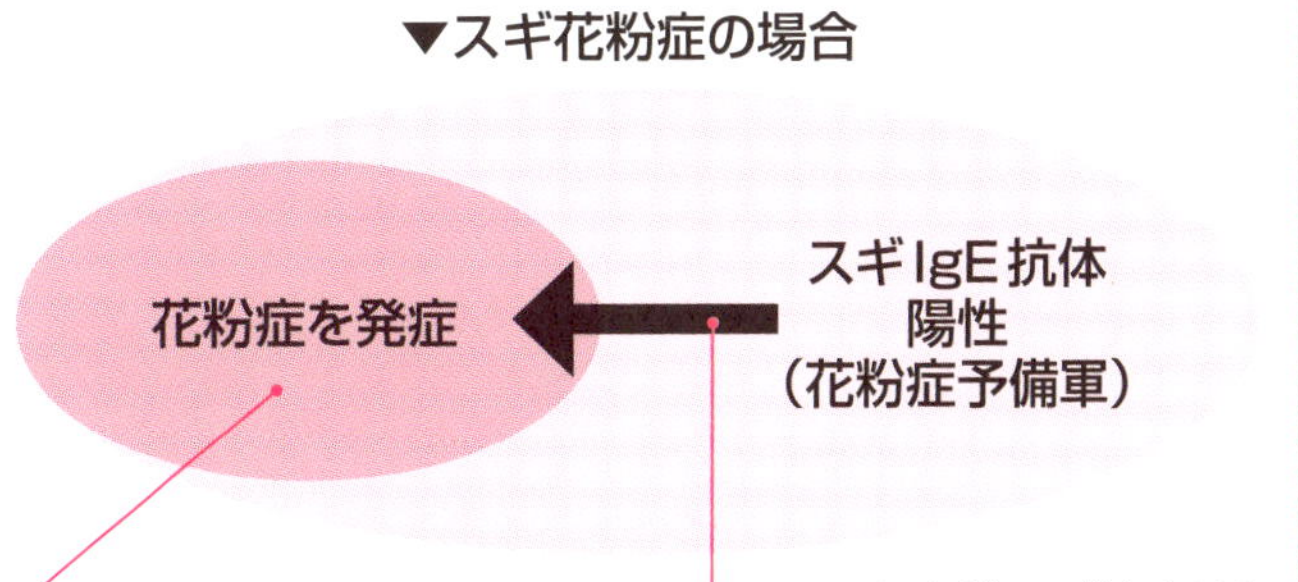
▼スギ花粉症の場合
花粉症を発症
スギ IgE 抗体
陽性
（花粉症予備軍）
アレルゲンの増加をはじめ、さまざまな要因が加わることでアレルギー症状が起きてくる

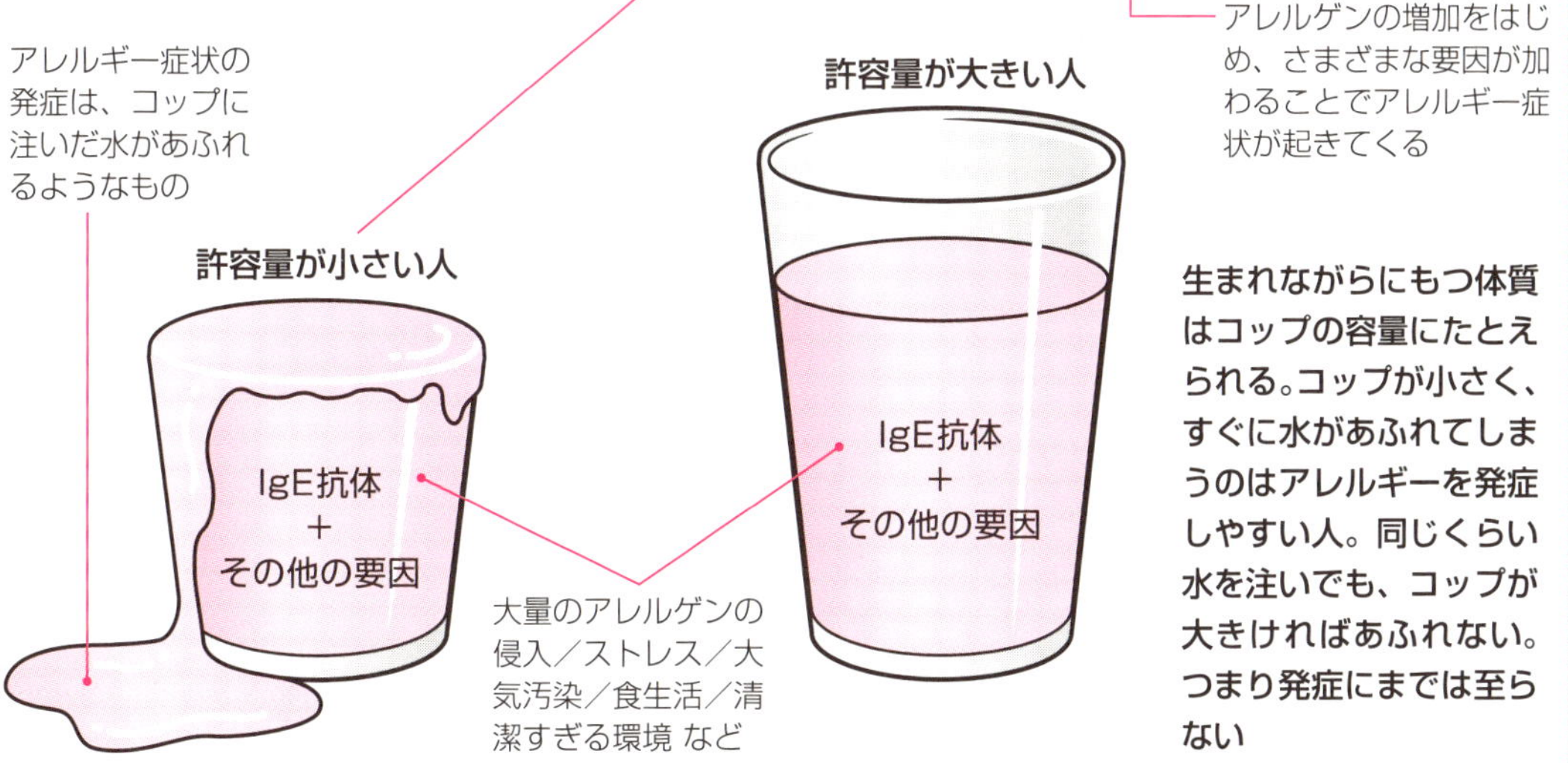
アレルギー症状の発症は、コップに注いだ水があふれるようなもの
許容量が小さい人
IgE抗体
＋
その他の要因
許容量が大きい人
IgE抗体
＋
その他の要因
大量のアレルゲンの侵入／ストレス／大気汚染／食生活／清潔すぎる環境 など
生まれながらにもつ体質はコップの容量にたとえられる。コップが小さく、すぐに水があふれてしまうのはアレルギーを発症しやすい人。同じくらい水を注いでも、コップが大きければあふれない。つまり発症にまでは至らない

家族のなかで子どもだけが発症することも

親に花粉症やアレルギー性鼻炎があれば、子どももなりやすい体質を受け継いでいる可能性があります。

けれど、親がそうでも子どもは発症しないこともありますし、逆に子どもだけが発症することもあります。

アレルゲンの量が発症を促す大きな要因に

発症するかどうかは体質だけでなく、アレルゲンの量なども関係しています。とくにスギ花粉が多い状態は、今後二〇〜三〇年間は続くと予想されています（→26ページ）。スギに対するIgE抗体をもつ人が増え、大量の花粉が飛ぶ年に多くの人が発症する傾向がしばらく続くでしょう。

また、清潔すぎる環境が、感染症を減らすかわりにアレルギー疾患を増やしているともいわれています（衛生仮説）。

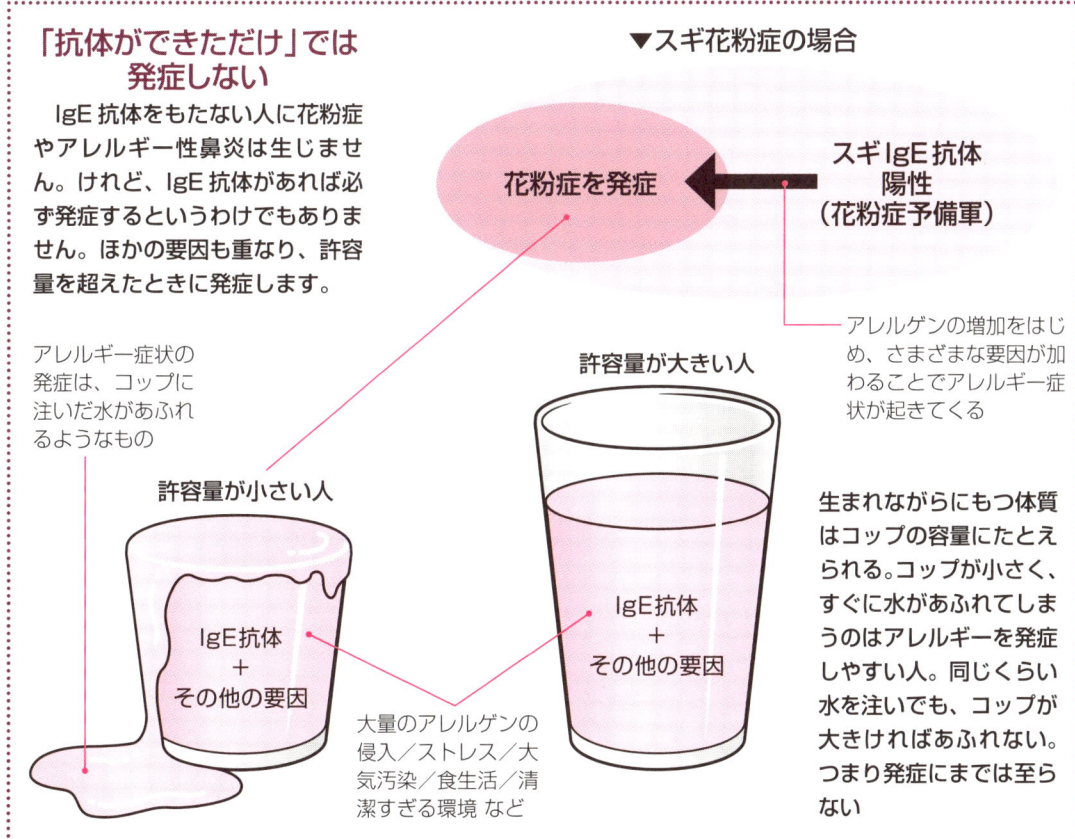

アレルゲンのいろいろ

原因しだいでは一年中症状が出てくる

花粉症の原因になる植物は、スギやヒノキだけではありません。夏や秋に花粉を飛ばすものもあります。ダニがアレルゲンなら、季節を問わず症状の原因になります。

アレルゲンカレンダー

もっとも多いスギやヒノキは春に花粉症を起こしますが、草花の花粉症は夏から秋にかけて発症しやすくなります。

室内のアレルゲンの代表はダニで、増減はあるものの１年中、完全にはなくなりません。

花粉の飛散時期は、地域によって多少異なる

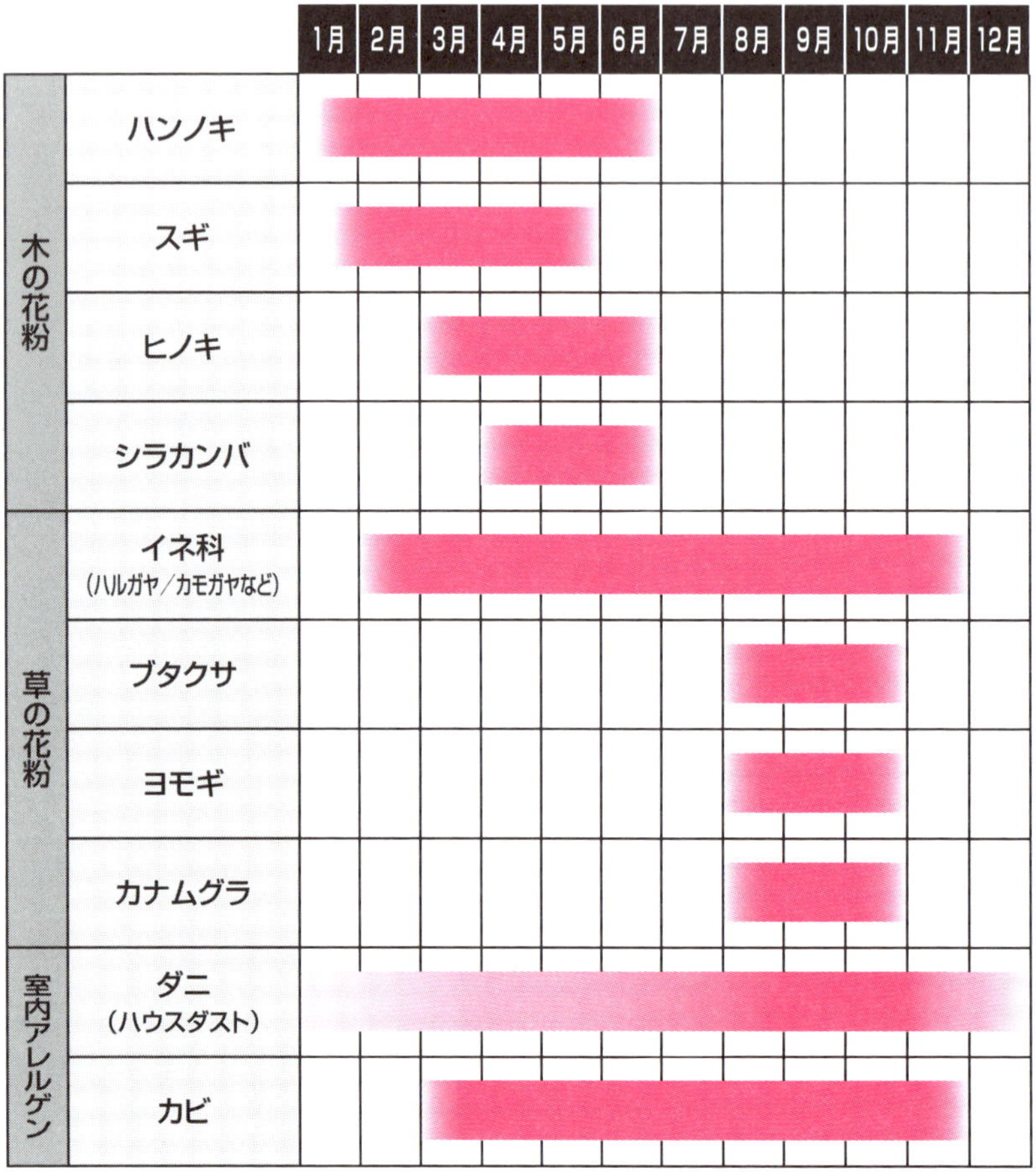

(『鼻アレルギー診療ガイドライン 2013年版』、高岡正敏、高島浩介らのデータをもとに作成)

症状の2大ピークは春と秋

季節性、通年性を問わずアレルギー性鼻炎全体をみたとき、症状が増える時期には２つのピークがあります。

春

花粉症の好発時期。年明けから少しずつ、春先に向けてどんどん飛散量が増えるスギ花粉、少し遅れてヒノキ花粉の飛散が続きます。

▼スギ・ヒノキ花粉の飛散傾向
（東京都千代田区）

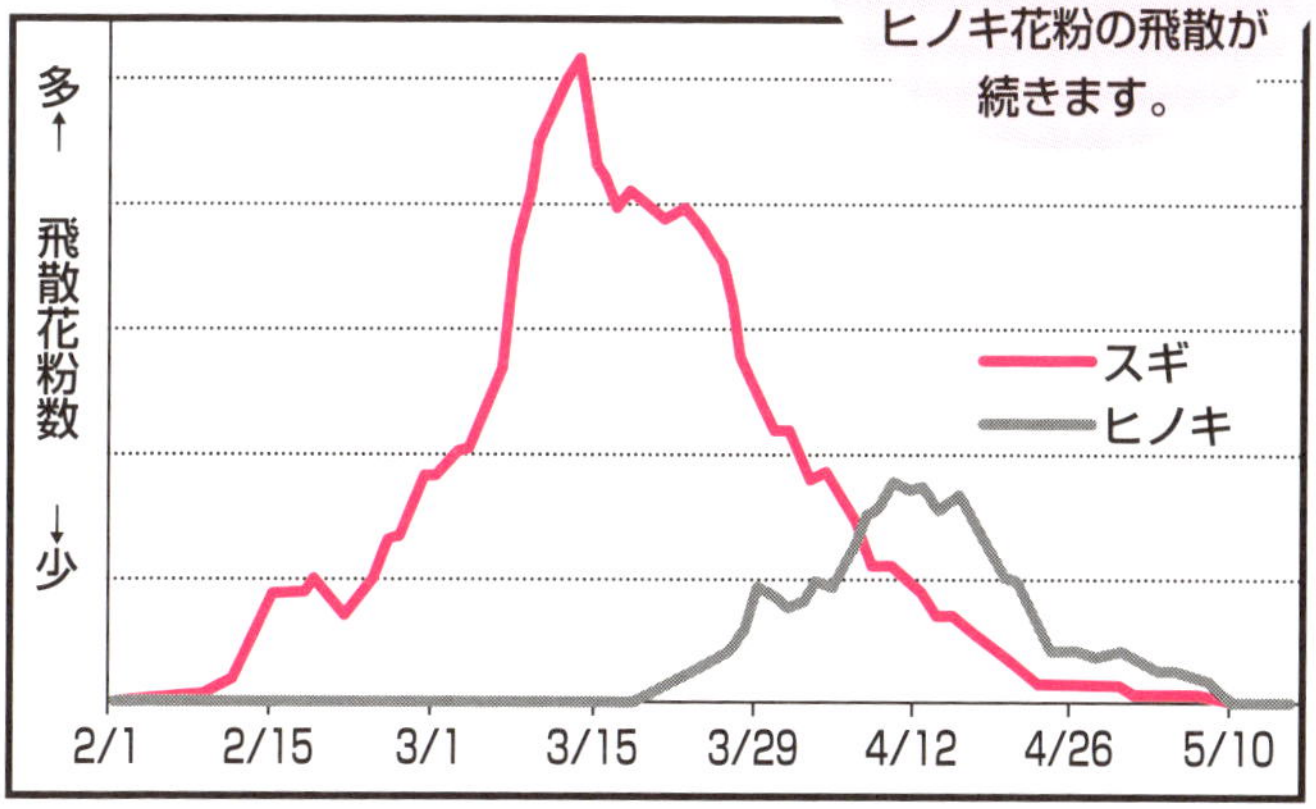
多↑
飛散花粉数
↓少
スギ
ヒノキ
2/1
2/15
3/1
3/15
3/29
4/12
4/26
5/10

（平成27年版「花粉症一口メモ」東京都健康安全研究センターによる）

秋

ダニが原因のアレルギー性鼻炎は秋口にひどくなる傾向があります。夏に繁殖のピークを迎えたダニが、気温の降下とともに死んで飛び散り、吸い込みやすくなるからです。秋口に開花する植物の花粉がアレルゲンになることもあります。

▼ダニアレルゲンの季節変動

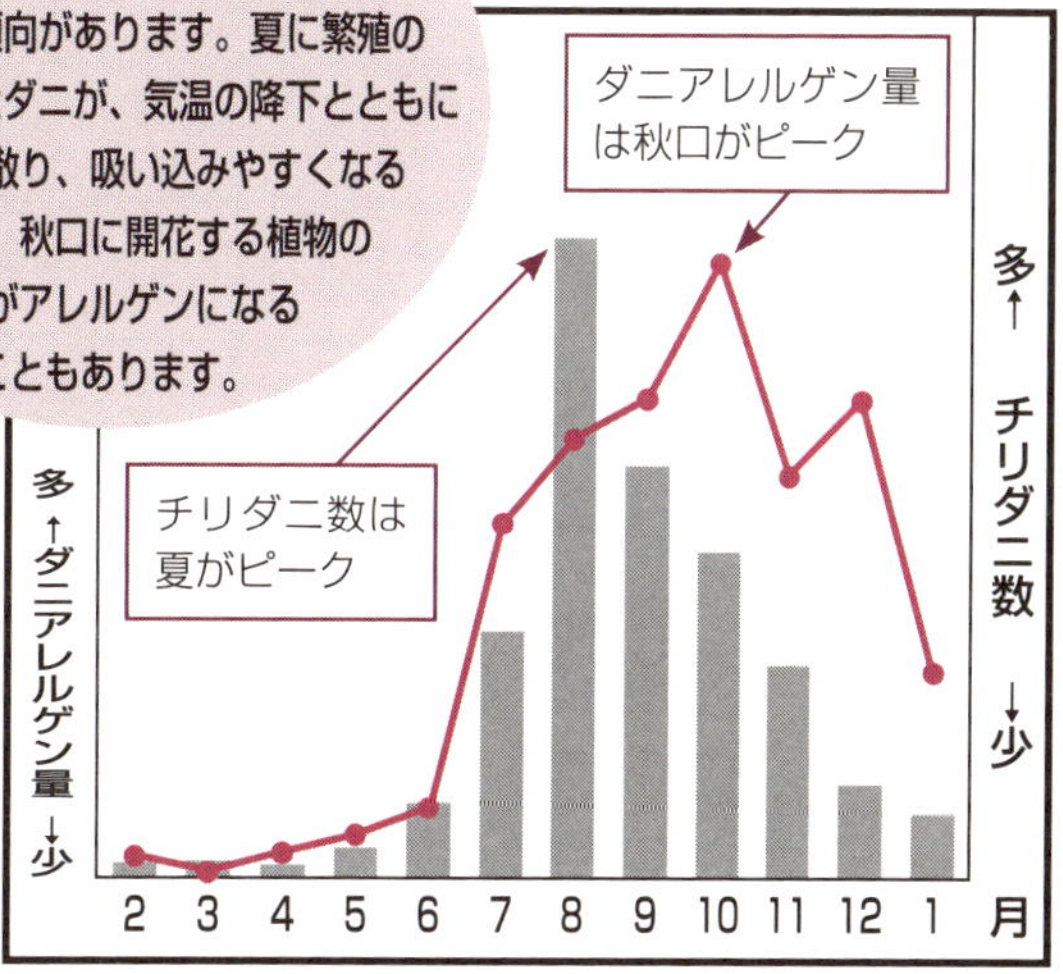
ダニアレルゲン量は秋口がピーク
チリダニ数は夏がピーク
多↑
ダニアレルゲン量
↓少
多↑
チリダニ数
↓少
2
3
4
5
6
7
8
9
10
11
12
1
月

（高岡正敏：鼻アレルギーフロンティア, 2(1), 40, 2002より一部改変）

花粉症でも春先だけとは限らない

植物の花粉がアレルゲンになっている場合には、花粉が飛散する時期にだけ症状が出ます。症状が現れたばかりの段階ではわかりませんが、数年の経過をみていくと、毎年、決まった時期に同じような症状をくり返します。

いくつものアレルゲンをかかえていれば、春だけでなく秋にも症状が出てくることはあります。

ハウスダストとダニはほぼ同じもの

通年性アレルギーの原因となるアレルゲンとしてもっとも多いのは、チリダニ（ヤケヒョウダニ、ヒョウヒダニ）です。

ハウスダストの中に含まれるアレルゲンには、ペットのふけや昆虫の排泄物などもありますが、大部分はダニに由来します。生きているダニそのものではなく、ダニの排泄物や唾液、死骸などが空気中に舞い上がり、アレルゲンとなるのです。

診察を受けよう①

受診先は耳鼻科？・小児科？・アレルギー科？

どうも風邪とは違うようだと感じたら、アレルギー症状ではないか確かめておきましょう。症状によって、より専門的な診療科を選ぶのがおすすめです。

各診療科の特色

子どもの病気ですから、かかりつけの小児科医に相談するのでもかまいません。しかし、「鼻の症状」ですので、耳鼻咽喉科の診察を受けておくと安心です。

耳鼻咽喉科

鼻の症状が強いときには、耳鼻咽喉科でみてもらいましょう。鼻の病気が隠れていることもありますし、診察後、吸入などの処置も受けられます。

吸入とは？

薬剤の入った液を霧状にして吸い込ませ、症状をやわらげる処置のこと。耳鼻咽喉科では一般的な治療法

小児科

アレルギーに詳しい医師であれば、より安心です。血液検査が必要な場合（→22ページ）、幼児の採血は小児科医がいちばん手慣れています。

眼科

目のかゆみ程度ならほかの診療科でも対応できますが、充血がひどかったり、目が開かないほど腫れたりしていれば、眼科でみてもらいましょう。

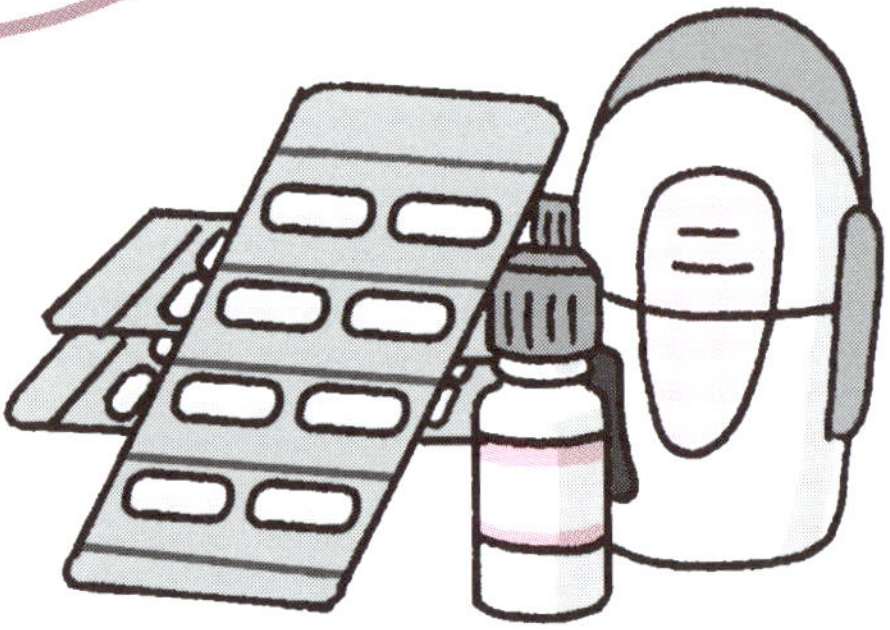

どの診療科でも、必要に応じて内服薬、点鼻薬、点眼薬の処方が受けられる

アレルギー科

アレルギー疾患全般をみる診療科名を標榜《ひょうぼう》している医療機関もあります。ぜんそくやアトピー性皮膚炎なども ある場合、同じ診療科で対応可能です。

アレルギー症状専門のかかりつけ医をもとう

子どものうちに発症した花粉症やアレルギー性鼻炎は、多くの場合、長いつきあいになります。アレルギー症状が疑われる場合は、「花粉症・アレルギー性鼻炎治療のためのかかりつけ医」をもちましょう。

鼻の中の検査も痛くない！

鼻の中をみるときには金属性の器具を鼻の穴に入れて広げる方法が一般的ですが、小さな子どもはいやがります。そこで、子どもには耳鼻鏡というライトのついた器具を使い、レンズで拡大して診察するようになってきています。

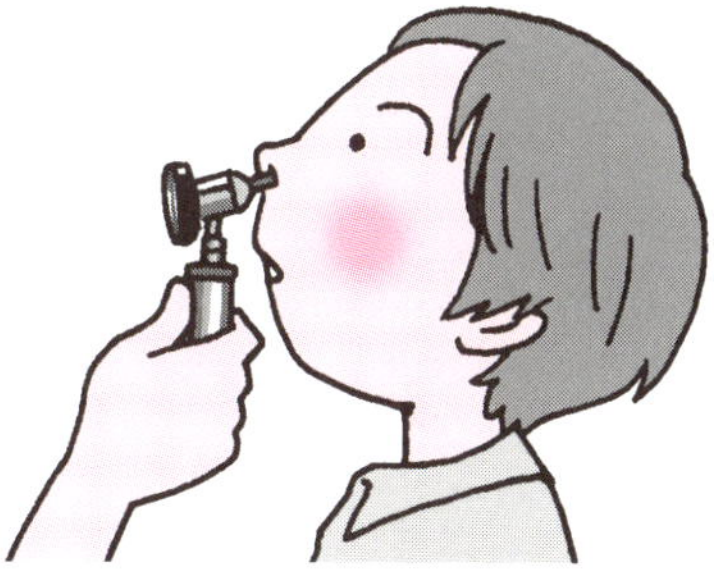

診断までの主な流れ

受診先は違っても、診断を受けるまでの流れは共通しています。

問診
症状の現れ方、
家族のようす、
生活環境などの情報を
医師に伝える

伝えるべきこと

- どのような症状が、いつから出始めたか
- 時間や時期によって症状は変化するか
- これまでにぜんそくやアトピー性皮膚炎などの診断を受けたことがあるか
- 家族に花粉症の人、アレルギー疾患をかかえている人はいるか
- ペットを飼っているか

診察
鼻やのど、目、
皮膚などのようすを
医師が詳しく
観察する

一過性の症状と考えられる → **診断**

アレルギー症状が強く疑われる → **アレルゲンの検査**

アレルゲンの検査
なにがアレルゲン
なのかを調べる検査を
おこなう
（→22ページ）

診断
花粉症や
アレルギー性鼻炎なのか、
風邪をひいているだけ
なのかなどの
診断が下される

スギ花粉やダニがアレルゲンとなるアレルギー性鼻炎に対しては、舌下免疫療法（→5章）という新しい治療法もあります。この治療を実施しているかどうかが、医療機関を選ぶ際のひとつの目安になるでしょう。現在は一二歳以上が対象になりますが、近い将来、低年齢の子どもでも受けられるようになる見込みです。

診察を受けよう②

血液検査でアレルゲンを突き止めよう

アレルギー症状の疑いが強ければ、なにに対してアレルギー反応が起きているのか、アレルゲンを突き止めておきましょう。より効果的な対策が取りやすくなります。

血液検査がいちばん確実

アレルゲンを特定するための方法はいくつかありますが、アレルギー反応を起こすもとになる IgE 抗体の種類や量を調べる血液検査が最適です。

少量の血液を採って調べる 特異的IgE抗体検査（RAST）

血液中に含まれる特異的 IgE 抗体の種類や量を調べる検査です。特異的 IgE 抗体は、各アレルゲンに対する専用の IgE 抗体です。

なお、指先からわずかな血液を採って調べる方法は、特異的 IgE 抗体の有無が示されるだけで量まではわかりません。腕などから採血する方法が確実です。

▼主な種類

ハウスダスト／ダニ／スギ／ヒノキ／ハンノキ／カモガヤ／ブタクサ／ヨモギ／ネコ皮屑《ひせつ》／イヌ皮屑／カンジダ／アスペルギルス／アルテルナリア／ガ／ユスリカ／ゴキブリ　など

（健康保険の適用があるのは、１度に13項目まで）

▼判定の目安

特異的 IgE 抗体の種類別に、クラス０〜６までの７段階で示される。陽性だからといって、必ずしもアレルギー症状が出るわけではない（→17ページ）。しかし、クラス４以上であればアレルゲンである可能性が高く、クラスが高いほど症状も重くなりやすい

クラス	判定	
0	陰性	−
1	疑陽性	±
2	陽性	＋
3		++
4		+++
5		
6		

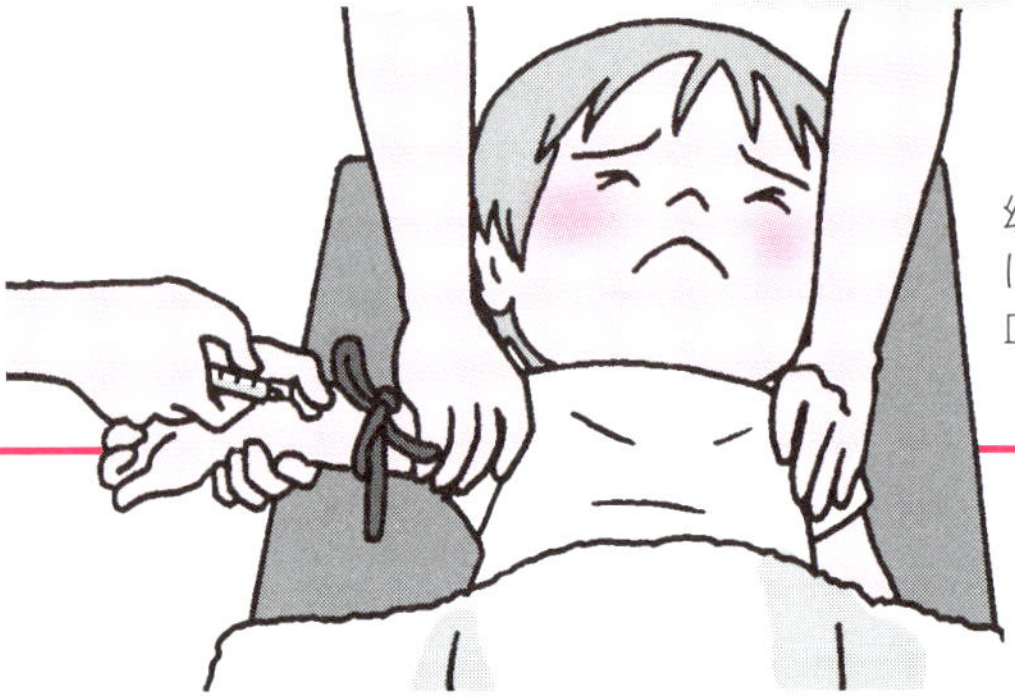

幼児の場合、ベッドに寝かせた状態で採血することもある

アレルゲンがわかれば取り組み方もわかる

アレルゲンがなにかを突き止めておくことは、有効な対策を考えるうえで重要です。症状をやわらげるために使われる薬は共通していますが、アレルゲンが違えばそれを減らすための取り組み方は異

なります。

また、免疫療法がおこなえるかどうか判断するうえでも、アレルゲンの特定が必要です（↓86ページ）。

▼年齢による実施可能な検査の目安

	0〜2歳	3〜5歳	小学校低学年	小学校高学年	中学生〜
血液検査	○	○	○	○	○
皮膚テスト	×	△	○	○	○
鼻汁好酸球検査	○	○	○	○	○
鼻粘膜誘発テスト	△	△	○	○	○

その他のアレルギー検査

鼻汁好酸球検査

綿棒で鼻汁をとり、アレルギー疾患があると増える好酸球（→16ページ）の量をみます。アレルギー症状かどうかを判断する目安にはなりますが、アレルゲンの種類まではわかりません。

鼻粘膜誘発テスト

疑われるアレルゲンの成分をつけた紙を鼻に差し入れ、反応をみる検査。紙の物理的な刺激との区別がつきにくく、低年齢の子どもにはおこないにくいのが実情です。

皮膚につけて反応をみる

皮膚テスト

アレルゲンの疑いがあるものを含んだエキスを皮膚につけ、反応をみる検査です。その場で結果が出る簡便さはありますが、抗体の量まではわかりません。また、ほかにアレルギー性疾患があり、治療薬を使っている場合には反応が出ないこともあります。

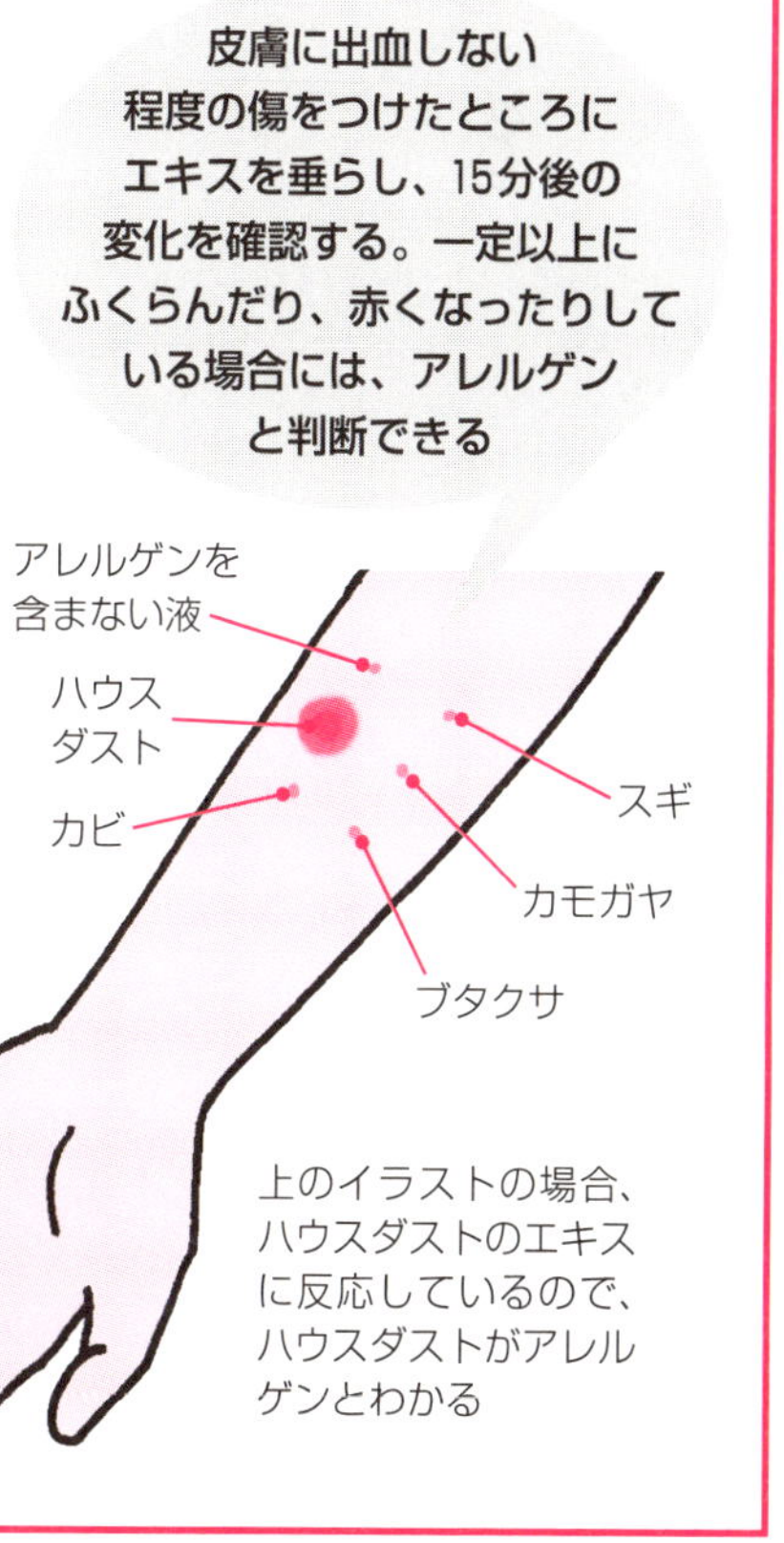
皮膚に出血しない程度の傷をつけたところにエキスを垂らし、15分後の変化を確認する。一定以上にふくらんだり、赤くなったりしている場合には、アレルゲンと判断できる
アレルゲンを含まない液
ハウスダスト
カビ
スギ
カモガヤ
ブタクサ
上のイラストの場合、ハウスダストのエキスに反応しているので、ハウスダストがアレルゲンとわかる

診察を受けよう③

アレルゲンがみつからないこともある

鼻炎症状を起こす原因はさまざまです。アレルギー症状に違いないと思って検査を受けても、アレルゲンがまったくみつからない場合には、ほかに原因があるのかもしれません。

心配な病気がなければ生活の工夫で対応する

鼻の症状は、さまざまな原因で引き起こされます。アレルゲンがみつからなかったからといって、放っておいてよいというわけではありません。鼻の調子が悪いままでは、生活にも悪影響が現れやすくなります（→28ページ）。

アレルギー反応とは無関係に起こる鼻過敏症の場合、神経系の働きがかかわっていることが多く、これといった治療法がありません。症状を軽くするには、急に冷たい空気を吸い込まないようにマスクをする、室内の乾燥を防ぐなど、生活の中でできる工夫を続けていくことが大切です。

アレルゲンがみつからない理由

アレルゲンを特定するための検査を受けても、陽性反応がまったく出ない場合、大きく2つの原因が考えられます。

検査項目の限界

一般におこなわれている検査で調べるアレルゲンの数は、数種類から十数種類。検査項目に含まれていないものがアレルゲンである場合、検査結果には出てきません。

アレルギー性の症状ではない

アレルギー反応とは関係なく、感染や、鼻粘膜の過敏さが原因で似た症状が現れることもあります。

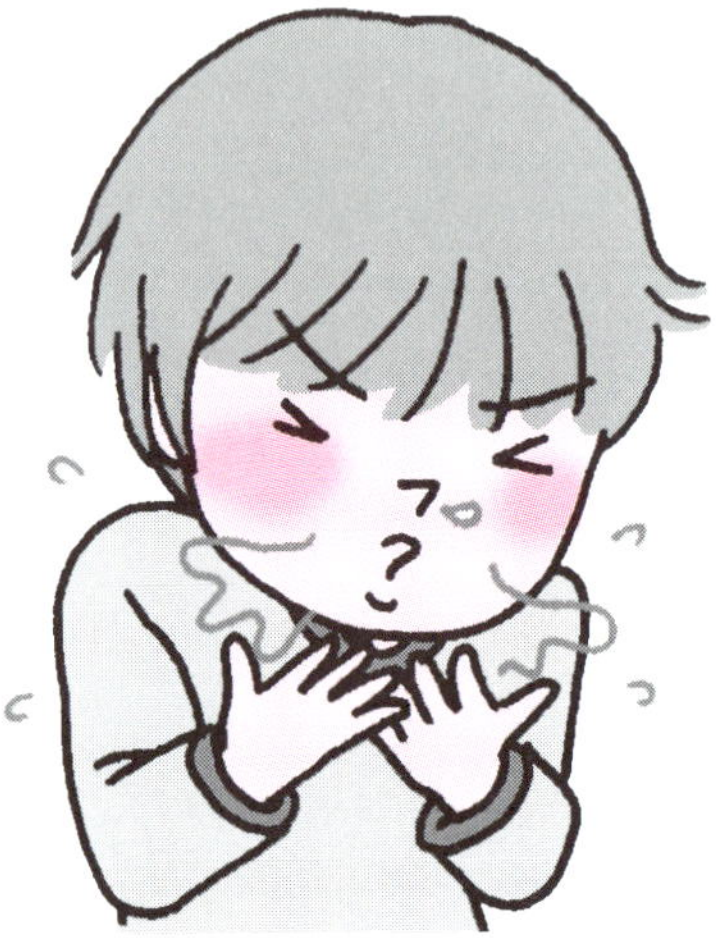

くしゃみ、サラサラの鼻水の増加は、アレルギー性鼻炎以外の原因でも起きる

子どもの鼻炎にもいろいろある

感染性のものでなければ、多くは鼻粘膜がさまざまな刺激に過敏に反応することによる症状で、まとめて鼻過敏症といわれます。

アレルギー性鼻炎も、アレルゲンへの過敏な反応が原因となっているので、この仲間です。

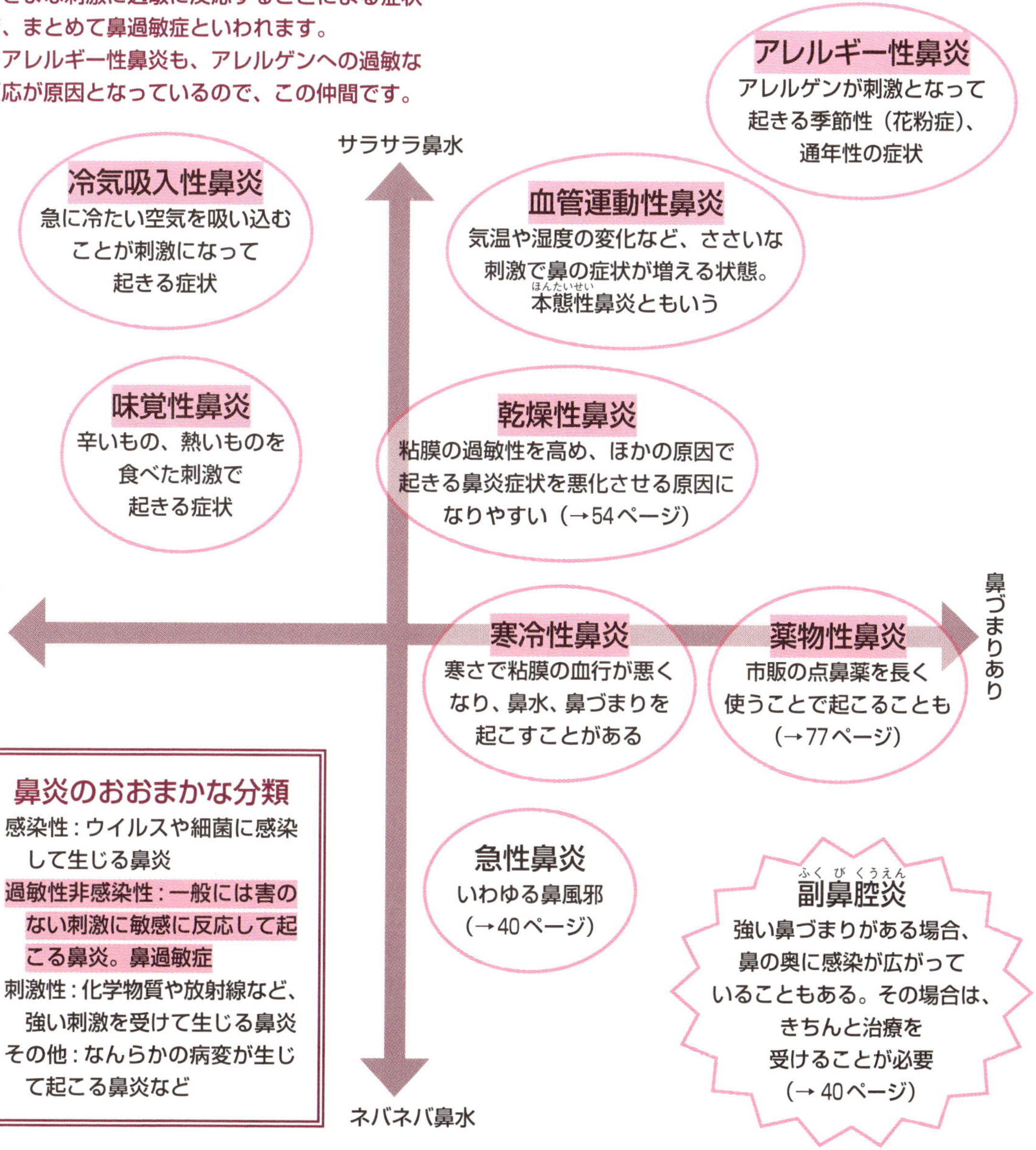
サラサラ鼻水
ネバネバ鼻水
鼻づまりなし
鼻づまりあり
アレルギー性鼻炎
アレルゲンが刺激となって起きる季節性（花粉症）、通年性の症状
冷気吸入性鼻炎
急に冷たい空気を吸い込むことが刺激になって起きる症状
血管運動性鼻炎
気温や湿度の変化など、ささいな刺激で鼻の症状が増える状態。本態性鼻炎《ほんたいせい》ともいう
味覚性鼻炎
辛いもの、熱いものを食べた刺激で起きる症状
乾燥性鼻炎
粘膜の過敏性を高め、ほかの原因で起きる鼻炎症状を悪化させる原因になりやすい（→54ページ）
寒冷性鼻炎
寒さで粘膜の血行が悪くなり、鼻水、鼻づまりを起こすことがある
薬物性鼻炎
市販の点鼻薬を長く使うことで起こることも（→77ページ）
急性鼻炎
いわゆる鼻風邪（→40ページ）
副鼻腔炎《ふくびくうえん》
強い鼻づまりがある場合、鼻の奥に感染が広がっていることもある。その場合は、きちんと治療を受けることが必要（→40ページ）

鼻炎のおおまかな分類

感染性：ウイルスや細菌に感染して生じる鼻炎

過敏性非感染性：一般には害のない刺激に敏感に反応して起こる鼻炎。鼻過敏症

刺激性：化学物質や放射線など、強い刺激を受けて生じる鼻炎

その他：なんらかの病変が生じて起こる鼻炎など

COLUMN

ますます増える!? 花粉症・アレルギー性鼻炎の子どもたち

スギもヒノキもさかんに花粉をつけるお年頃

近年のスギ花粉の飛散量の増大は、昭和二〇年代から始まった植林事業に端を発しています。木材資源として活用されるはずだった大量のスギが、安価な輸入品に押され伐採されぬまま大きくなっていきました。スギは樹齢三〇年ごろから大量の花粉をつけはじめ、その状態が何十年も続きます。

同様に植樹されたヒノキはスギより成長が遅く、これからが活動の最盛期です。スギ花粉だけでなく、ヒノキ花粉の飛散量も増えていくと予想されています。

快適な住宅はダニも住みやすい

室内に潜む最大のアレルゲンであるダニも増えています。昭和の末には二割台だった非木造住宅は、現在は四割以上に。気密性の高い非木造住宅は、ダニにとっても快適なすみかなのです。

残念ながら、花粉症を含めた子どものアレルギー性鼻炎を増やす要因ばかりが目立っています。

▼スギの樹齢別面積の変化

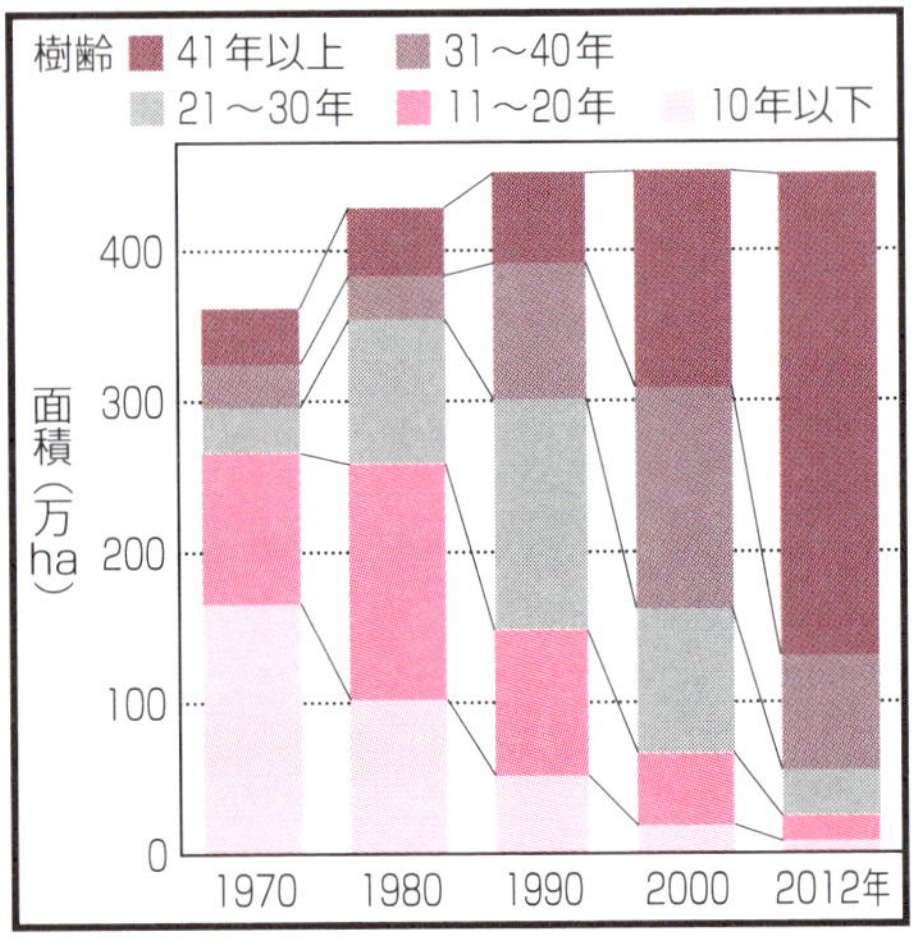

樹齢
41年以上
31～40年
21～30年
11～20年
10年以下
面積(万ha)
400
300
200
100
0
1970
1980
1990
2000
2012年

(平成27年版「花粉症一口メモ」東京都健康安全研究センターによる)

▼室内のほこり1gあたりのチリダニ数

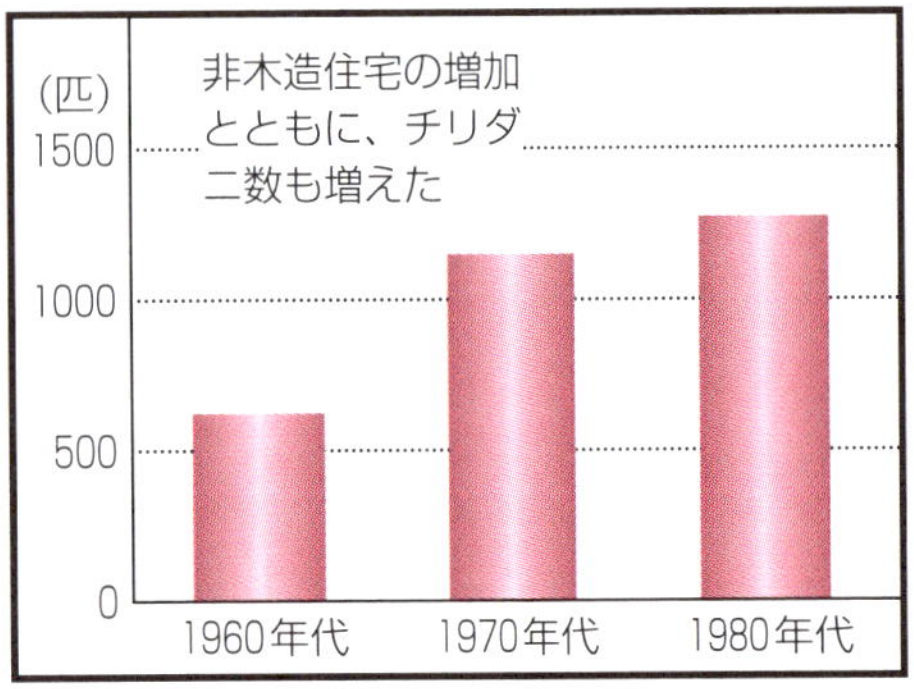

(匹)
1500
1000
500
0
非木造住宅の増加とともに、チリダニ数も増えた
1960年代
1970年代
1980年代

(高岡正敏：アレルギーの臨床 9(2), 1989のデータをもとに作成)

2

子どもこそ必要な早めの対応

「大きくなれば治るのでは?」と思っている人もいるかもしれませんが、
アレルギー性鼻炎のなかでも、とくに花粉症は、
発症した年齢が低ければ低いほど、自然に治ることは少なく、
放っておけば、むしろ悪化していく傾向がみられます。
「春先だけのこと」「それほどひどくはない」と甘くみず、
今すぐ対策を始めましょう。

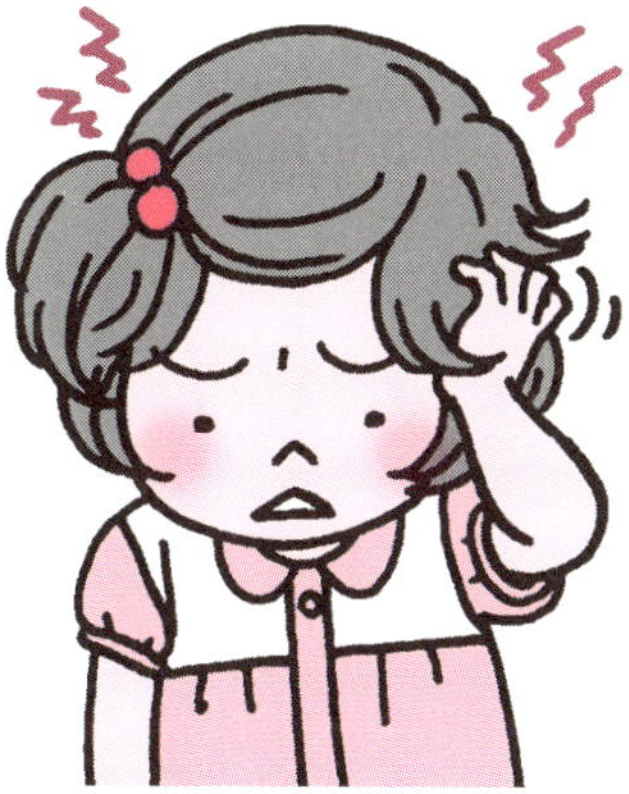

放置は危険①

鼻のつらい症状は生活全体に影響する

花粉症やアレルギー性鼻炎は、ただ見守っているだけでは治りません。鼻の不調は生活全体に暗い影を落とします。命にかかわる病気ではありませんが、早めの手当てが必要です。

鼻は大切な役割を果たしている

鼻は嗅覚を担う器官ですが、いちばんの役割は息を吸うことです。口からでも息は吸えますが、鼻には、吸い込んだ空気をきれいにして加湿する役割もあります。

▼鼻の粘膜の正常な働き

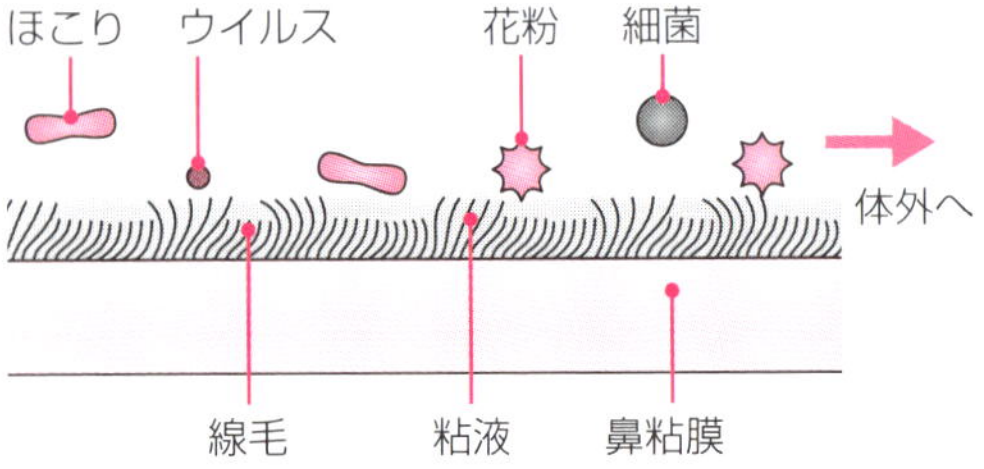

ほこり
ウイルス
花粉
細菌
体外へ
線毛
粘液
鼻粘膜

鼻粘膜の表面には細かな線毛が生え、粘液の流れをつくり出している。ほこりや花粉、ウイルス・細菌などは痰などとして体外に排出される

においをかぐ

鼻の奥の粘膜にある嗅細胞が、においの分子をキャッチして脳に伝えている

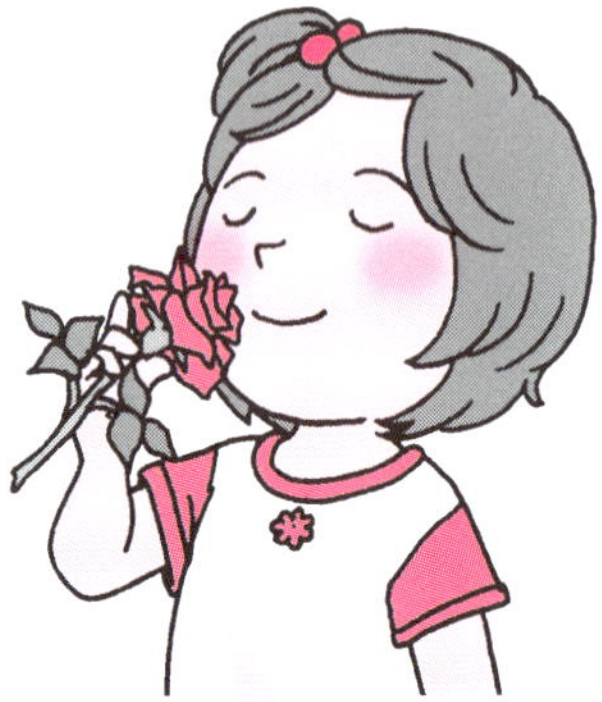

息をする

鼻粘膜がフィルターの役割を果たしている

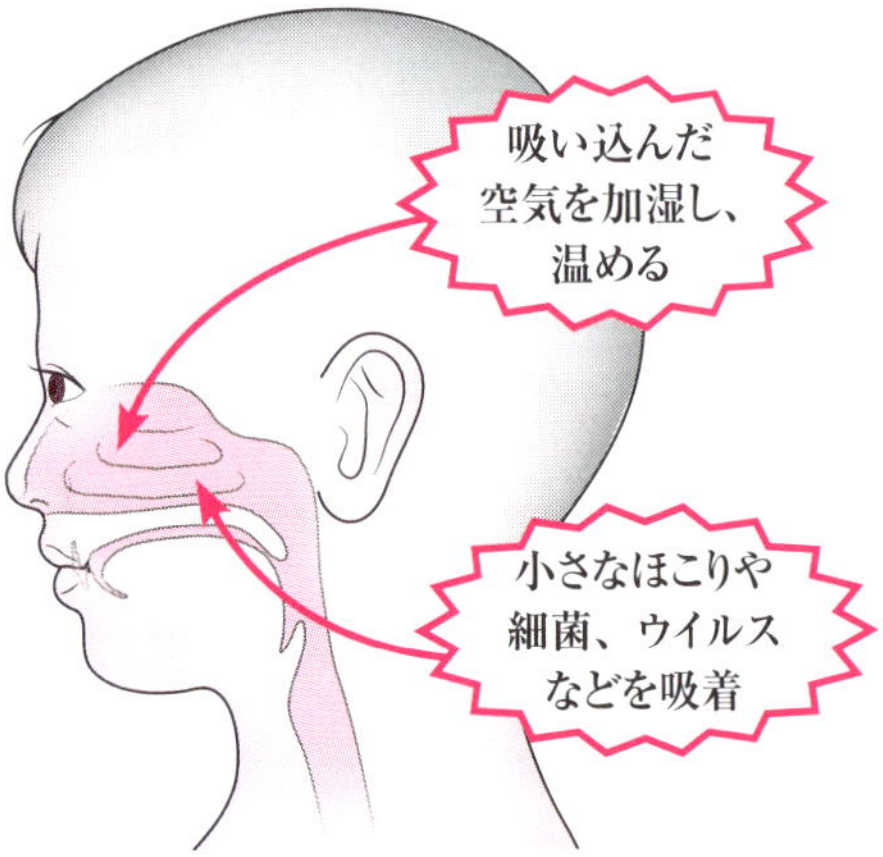

吸い込んだ空気を加湿し、温める
小さなほこりや細菌、ウイルスなどを吸着

子どもは悪化しやすい、治りにくい

鼻炎の症状は、軽くみえても子どもにとって大きな負担です。

季節性のものでも、「一時期のことだから」とがまんさせているのは問題です。低年齢で発症した場合、自然に治っていくことはまず期待できず、年々、ひどくなっていく傾向もみられます。

花粉症を含め、アレルギー性鼻炎の診断がついたら、さっそく対策を始めることが必要です。

鼻炎が続くと本来の役目が果たせない

鼻の粘膜に炎症が起こると、粘膜が腫れたり、分泌される粘液の量や性状が変化したりします。この状態が鼻炎です。鼻炎が続くと、鼻は本来の役目を十分に果たせなくなります。

花粉症・アレルギー性鼻炎の発症
アレルゲンの刺激で炎症をくり返す

自然には治らない！

▼鼻の粘膜に炎症が起きた状態

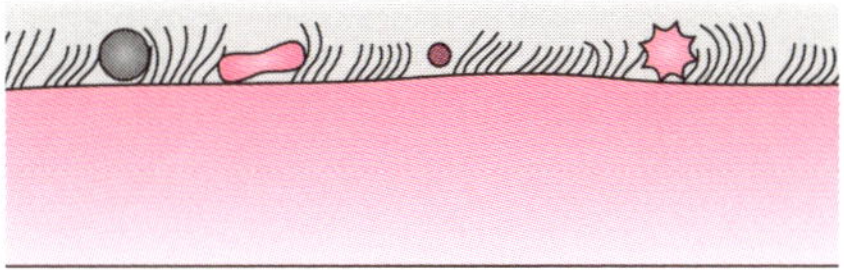

粘膜が腫れ、粘液の分泌が増加。鼻水、鼻づまりを起こしやすくなる。粘膜が荒れ、線毛の動きが悪くなると粘液がスムーズに排出されず、アレルゲンの刺激を受けやすくなったり、感染を起こしやすくなったりする

息苦しい

口呼吸が増え、のどがカラカラに

鼻水が止まらない

生活に影響する事態が続いてしまう

鼻づまりや、鼻水が止まらない状態が続くと、鼻から十分に息を吸えません。息苦しいだけでなく、生活にさまざまな影響が出てくるおそれがあります。

よく眠れない

ボーッとする

食欲がない

イライラする

風邪をひきやすい

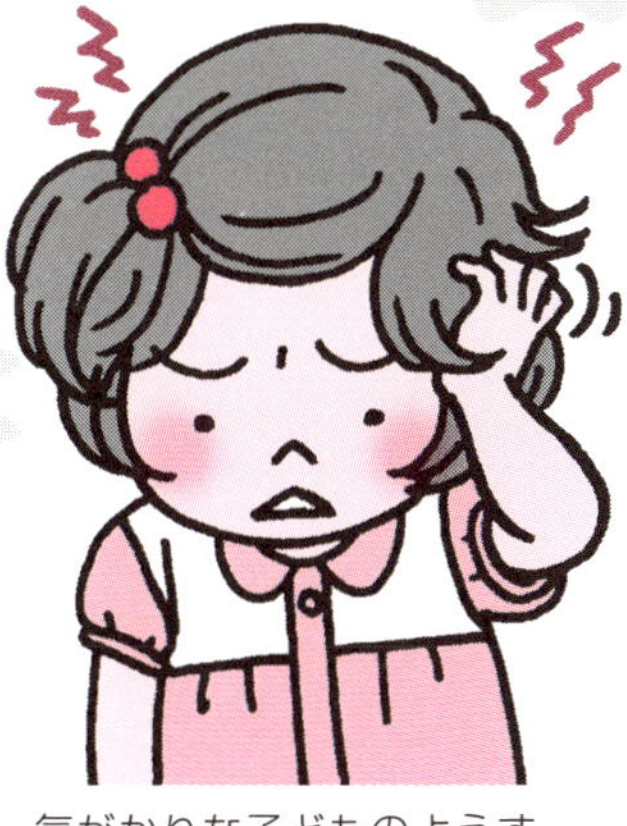

気がかりな子どものようす、鼻のせいかも!!

放置は危険②

ほかのアレルギー疾患もかかえやすい

花粉症やアレルギー性鼻炎は「鼻の不調を起こす病気」というだけでなく、ぜんそくやアトピー性皮膚炎などを含めたアレルギー疾患として、大きくとらえることも大切です。

早期からの適切な対応がアレルギーマーチを止める

花粉症やアレルギー性鼻炎がある子は、ぜんそくやアトピー性皮膚炎にも悩まされていることが少なくありません。発症する時間的な順序は子どもによって異なりますが、アレルギー疾患としてとらえれば、ひとつの病気が現れ方を変えながら続いていると考えられます。

次々に生じる「アレルギー疾患の行進」を止めるには、いまある症状をしっかり抑えておくことが大切です。花粉症を含めたアレルギー性鼻炎を放置せず、より早い段階から適切に管理していくことは、ほかのアレルギー疾患の予防・改善にもつながるのです。

アレルギーマーチの始まりかも!?

幼い頃にアレルギー疾患を発症した子どもは、成長とともに新たなアレルギー症状を起こすようになる傾向があります。こうした現象はアレルギーマーチといわれています。

花粉症やアレルギー性鼻炎が、その始まりになることもあります。

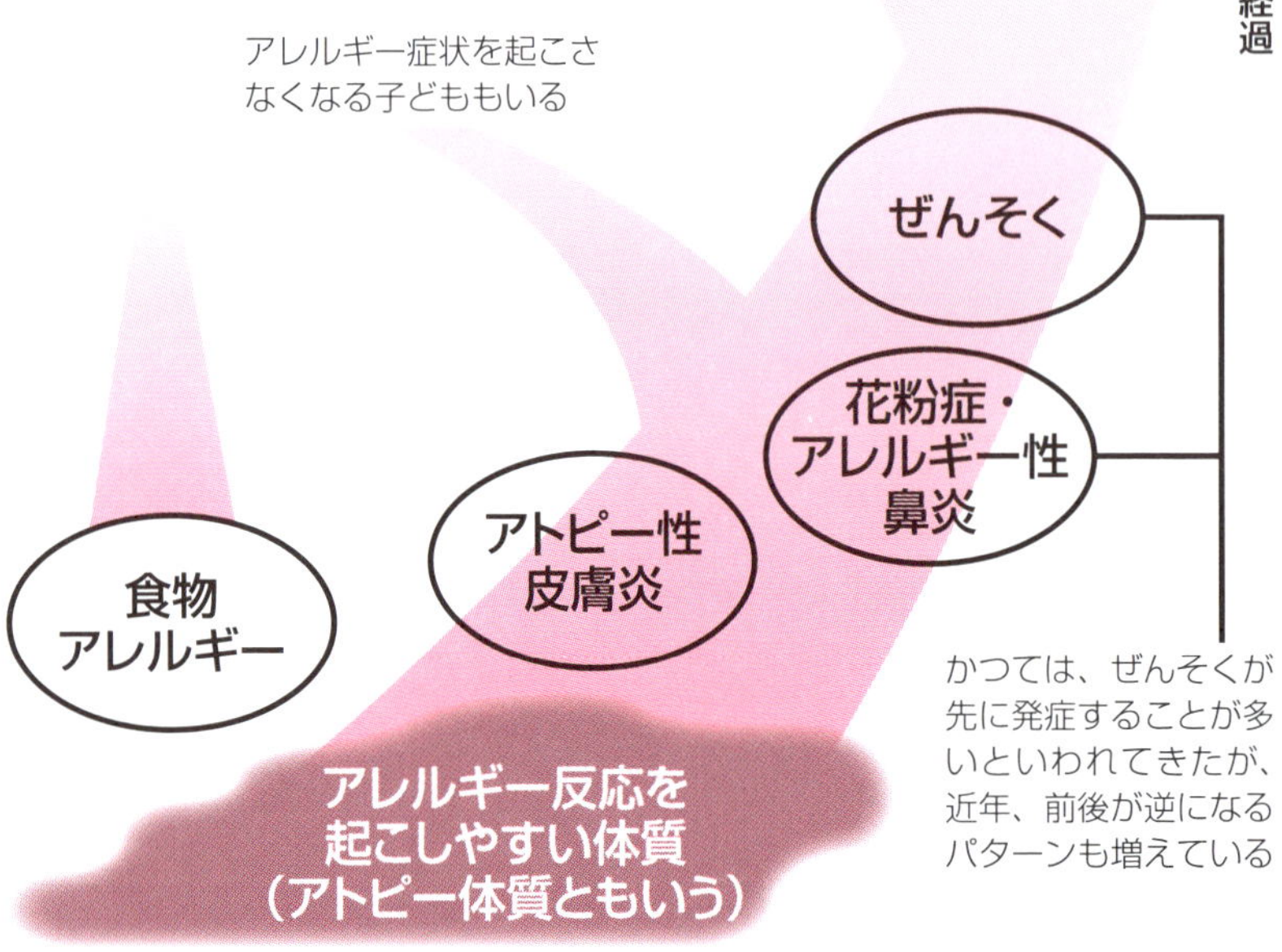

大人になっても続いていくこともある
時間の経過
アレルギー症状を起こさなくなる子どももいる
ぜんそく
花粉症・アレルギー性鼻炎
アトピー性皮膚炎
食物アレルギー
かつては、ぜんそくが先に発症することが多いといわれてきたが、近年、前後が逆になるパターンも増えている
アレルギー反応を起こしやすい体質（アトピー体質ともいう）

アレルギー疾患は重なりあう

アレルゲンの違いや症状の違いはありますが、アレルギー反応による症状という点は、アレルギー疾患すべてに共通しています。

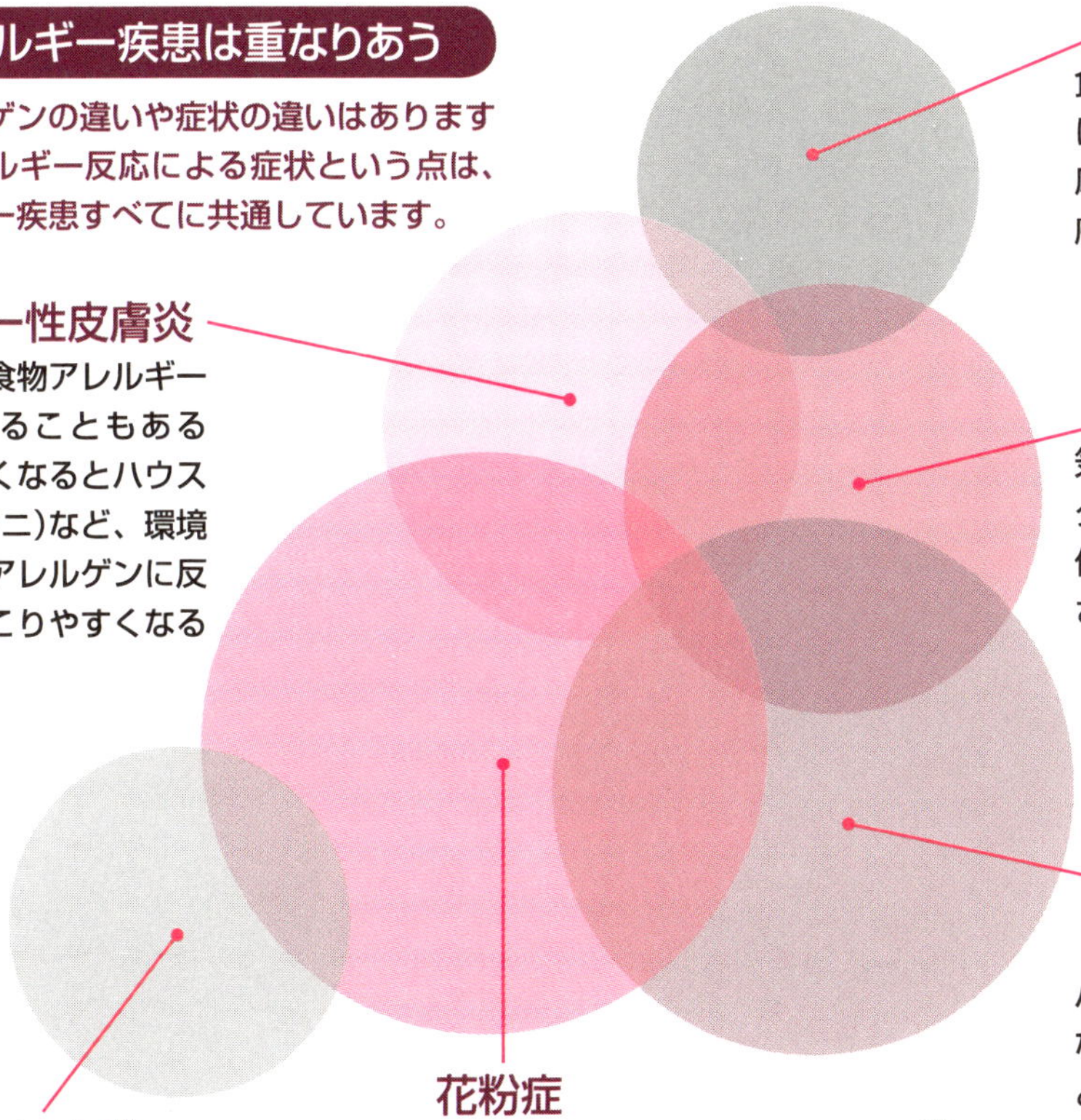

食物アレルギー
食べものに含まれる成分に対するアレルギー反応。胃腸障害やせき、皮膚炎などが生じる

アトピー性皮膚炎
乳児では食物アレルギーが関与することもあるが、大きくなるとハウスダスト（ダニ）など、環境のなかのアレルゲンに反応して起こりやすくなる

ぜんそく
気管支の過敏さ、ハウスダスト（ダニ）などへの感作により、せきや息苦しさなどの症状をくり返す

通年性アレルギー性鼻炎
ハウスダスト（ダニ）が主なアレルゲン。ぜんそくとの合併が多い

口腔《こうくう》アレルギー症候群
生の野菜や果物に含まれる成分に対するアレルギー症状。食物アレルギーの一種ではあるが、症状は主に口の中の粘膜に限られる（→38ページ）

花粉症
花粉が主なアレルゲン。いちばん多いのはスギ花粉症

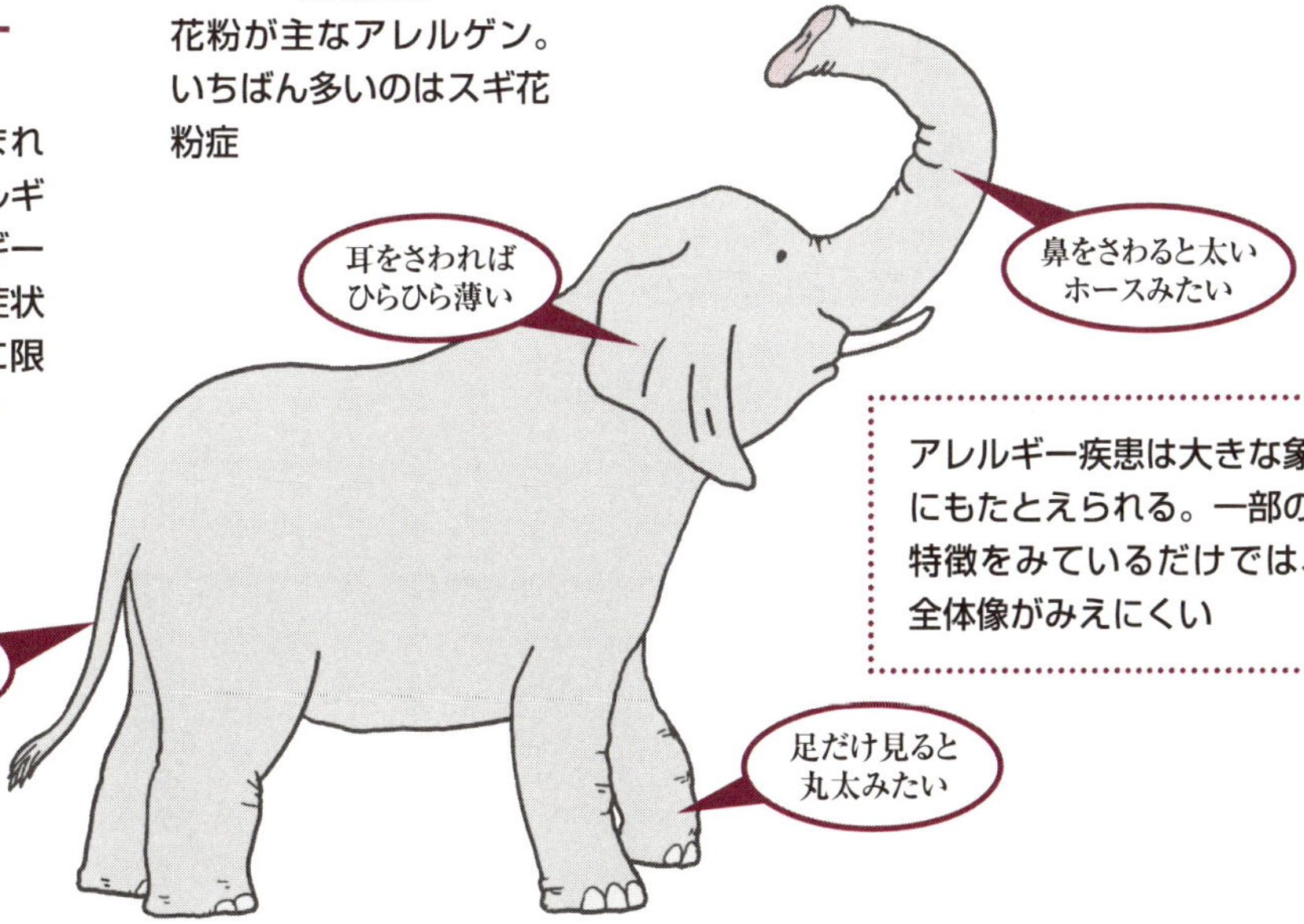
耳をさわれば
ひらひら薄い
鼻をさわると太い
ホースみたい
しっぽだけ
見れば細長い
足だけ見ると
丸太みたい

アレルギー疾患は大きな象にもたとえられる。一部の特徴をみているだけでは、全体像がみえにくい

対応の基本①

自然には治りにくいから三つの対策が必要

アレルギー疾患は成長とともに治っていくこともありますが、アレルギー性鼻炎、なかでも花粉症は自然には治りにくいことが知られています。だからこそ適切な対策が必要です。

鼻はアレルギー反応が起こりやすいところ

花粉症を含めたアレルギー性鼻炎は、「大きくなれば自然に治る」とはいいにくい病気です。空気が出入りする鼻は、アレルゲンとの接触が圧倒的に多い部位。加えて、鼻の粘膜にはアレルギー症状のもととなる肥満細胞などがたくさん集まっているため、攻撃が続きやすいのです。

そこで、ここに示す三つの対策が必要になってきます。なかでも免疫療法は、無害なものを攻撃するシステムを見直す根本的な治療法です。アレルギー反応を起こしにくくするという点で、鼻炎以外のアレルギー症状の予防・改善にもつながると期待されています。

無益な闘いを避ける3つの工夫

14ページに引き続き、アレルギー反応を引き起こす免疫の働きを、城を守る兵士の働きにたとえて考えてみましょう。アレルギー症状は、無益な闘いによって城が荒れた状態が続くことで生じます。

無益な闘いを避け、守るべき城を荒らさないためにできる対策は大きく3つあります。

薬でなだめる

薬物療法

無益な闘いによる影響を最小限に食い止めるのが薬の役割です。アレルゲンに対する攻撃力を弱めて城が荒れるのを防いだり、荒れたところを修復したりします（→4章）。

やっかいものの侵入を防ぐ

アレルゲンの除去・回避

花粉やダニなどのアレルゲンは、闘いが起きるきっかけとなる侵入者。なるべく城に入り込まないように防御することで、無益な闘いが生じるのを防ぎましょう（→3章）。

あえて送り込んで仲良くさせる

免疫療法

警備が手薄なところから、城内にあえて大量のアレルゲンを送り込むのが免疫療法です。生活のなかで接する量とは比較にならないほど大量のアレルゲンが体内に入ると、逆にアレルギー反応を起こす免疫系の働きが抑えられるようになると考えられています（→５章）。特定のアレルゲンに対する攻撃準備が整った状態を感作といいますが、この状態を解くという意味で、免疫療法は減感作療法ともいわれてきました。

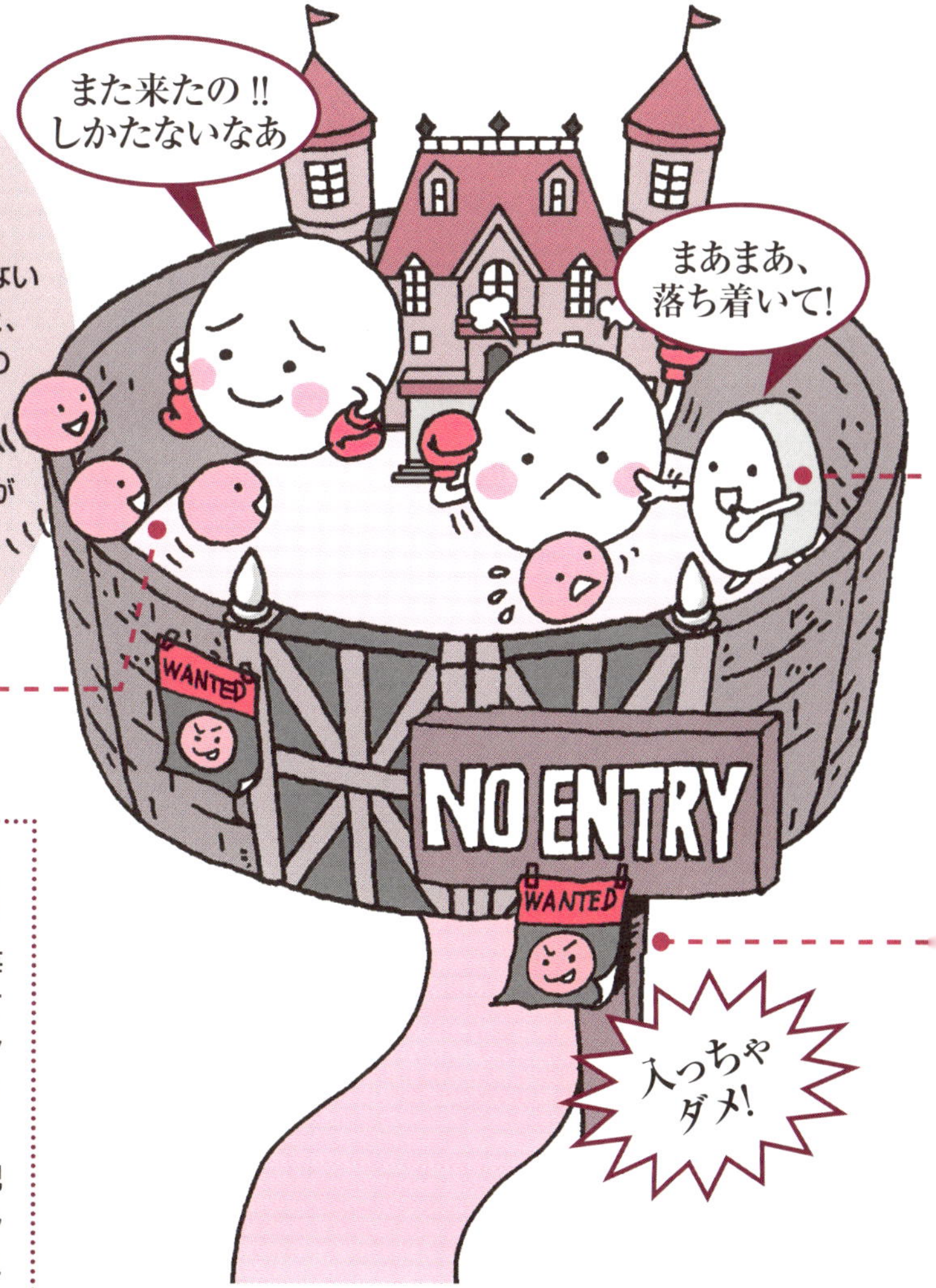
また来たの !!
しかたないなあ
まあまあ、
落ち着いて!
WANTED
NO ENTRY
WANTED
入っちゃダメ!

ふつうに暮らしているだけではなぜアレルゲンに慣れないの？

毎年のように花粉を吸いこんだり、毎日のようにハウスダストの中で暮らしていたりすれば、いい加減、「アレルゲンへの慣れ」が生じるのではないかという疑問もあるでしょう。

しかし、そううまくはいきません。肥満細胞が集まった鼻は、もっともアレルゲンへの攻撃力が高いところです。慣れが生じるほど大量のアレルゲンは、自然には入り込めないのです。

対応の基本②

ベストな戦略は年齢によって異なる

対応の柱は三つあるとはいえ、すべて同時に始められるわけではありません。子どもの場合、年齢に合わせた適切な対応をまわりの大人が考え、実践していく必要があります。

舌下免疫療法を始められる年齢になるまでは二本柱で

アレルギー症状を根本から減らしていく免疫療法は、子どもこそ早めに試してみたい治療法といえます。ただし、現在、低年齢の子

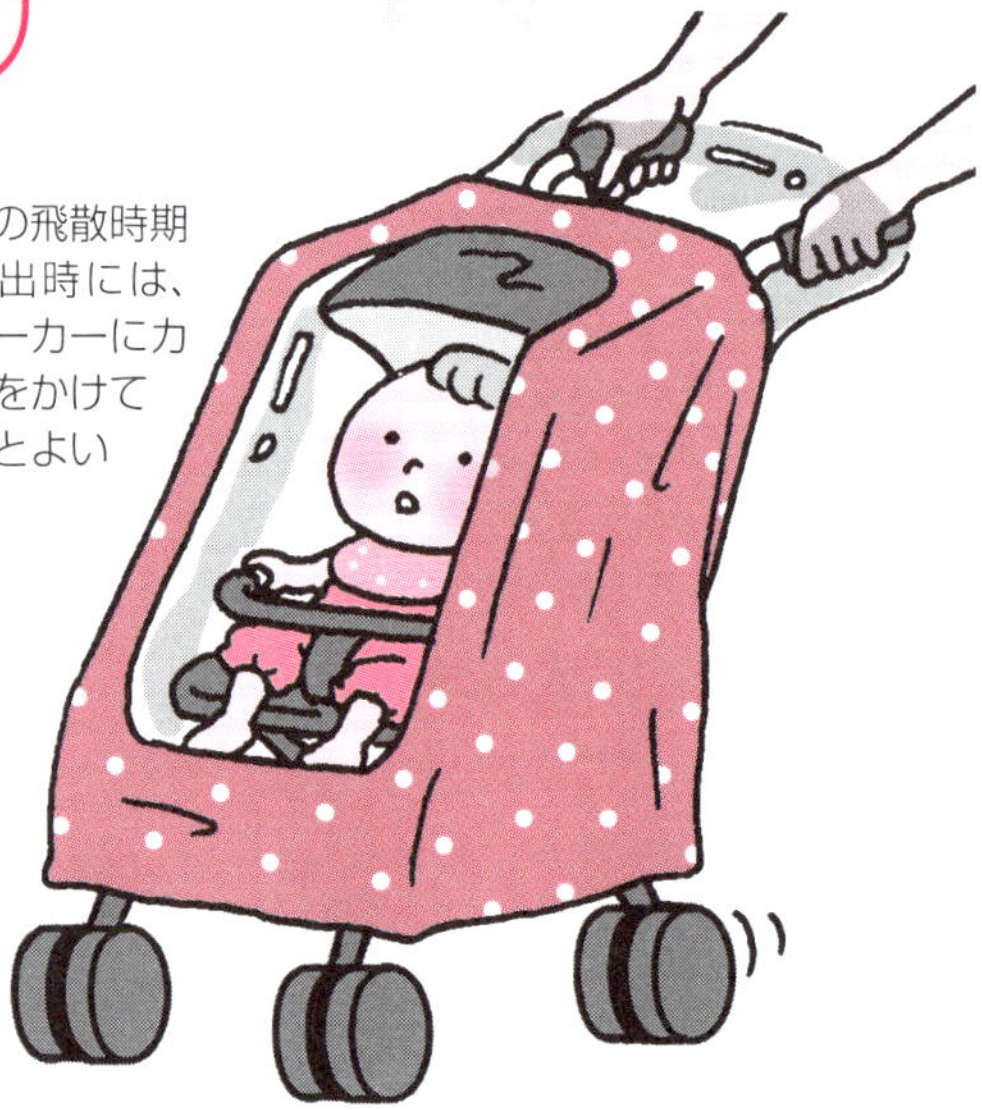

花粉の飛散時期の外出時には、ベビーカーにカバーをかけておくとよい

じつは重要だった!? 生後半年までの徹底管理

花粉症の場合、生後半年の間にスギ花粉の飛散時期を迎える子は、そうでない子にくらべて花粉症を発症する確率が高く、また発症年齢も早いと報告されています。

まだ症状のない赤ちゃんだからといって油断せず、大量の花粉を浴びさせないようにしましょう。

発症

花粉症はもっとも早ければ2シーズン目で発症することも

3歳未満なら除去・回避がメイン

低年齢であれば、まわりの大人のコントロールで「花粉が飛ぶ時期はなるべく外に出さない」「室内の掃除を徹底する」などの対策がとりやすいでしょう。

花粉症を含め、アレルギー性鼻炎の治療に使われる薬は、3歳未満でも使用できるものがあります。症状が強ければ薬を使いながら、アレルゲンを減らしたり、避けたりしていきます。

成長に合わせた対策をとる

発症した年齢によって治療法には制限があります。子どもの成長に合わせて、その時点でベストな対策を考えていきましょう。

徐々に子ども自身でアレルゲンを除去・回避できるよう、意識づけを心がけよう

免疫療法には注射でおこなう方法もあるが、これからは舌下免疫療法が主流（→86ページ）

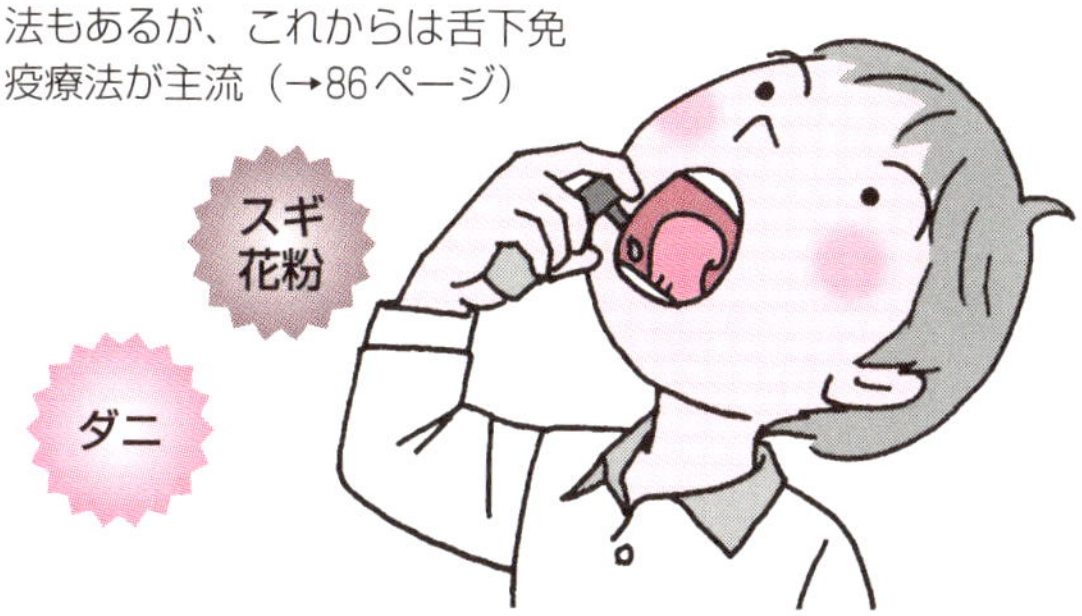

3～12歳の子は薬物療法で対応

多くの子が集団生活を始めたり、活発に活動するようになったりすると、アレルゲンの除去・回避を徹底することはむずかしくなってきます。

使用できる薬の種類も増えますので、薬物療法を中心に、症状のコントロールをはかります。

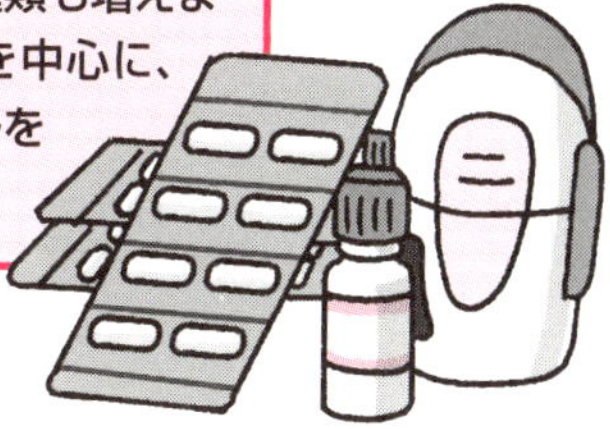

現在、12歳以上なら舌下免疫療法（SLIT）を受けるのがベスト

スギ花粉、ダニが主要なアレルゲンと判明していれば、舌下免疫療法を受けることで、アレルギー反応を起こしにくくなる可能性が高くなります。

欧米では5歳以上から開始できる

日本でも、子どもに対する舌下免疫療法の安全性を確認するための治験が始まっています。数年内には12歳以下の子どもでも受けられるようになる見込みです。

どもでも受けられるのは注射をくり返す皮下免疫療法だけで、痛みなく続けられる舌下免疫療法は、一二歳になるまで待つ必要があります（二〇一六年一月現在）。

一刻も早く始めたいから注射で、という選択肢もありますが、数年内には舌下免疫療法の開始年齢が引き下げられる見込みです。それまでは、生活の工夫と、アレルギー症状のかかりつけ医（↓20ページ）のもとで薬物療法を続けていくのがよいでしょう。

合併しやすいアレルギー疾患①

ぜんそくやアトピー性皮膚炎の発症・悪化も

子どもによっては、アレルギー疾患をいくつもかかえていることがあります。また、いまは鼻の症状だけでも、これから別のアレルギー疾患が出てくる可能性もあります。

ぜんそくは「これから」かも!?

ぜんそくのある子の多くは、ぜんそく発症の前からアレルギー性鼻炎がみられることがわかってきています。鼻の症状だけでなく、せきも気になるという場合は要注意です。

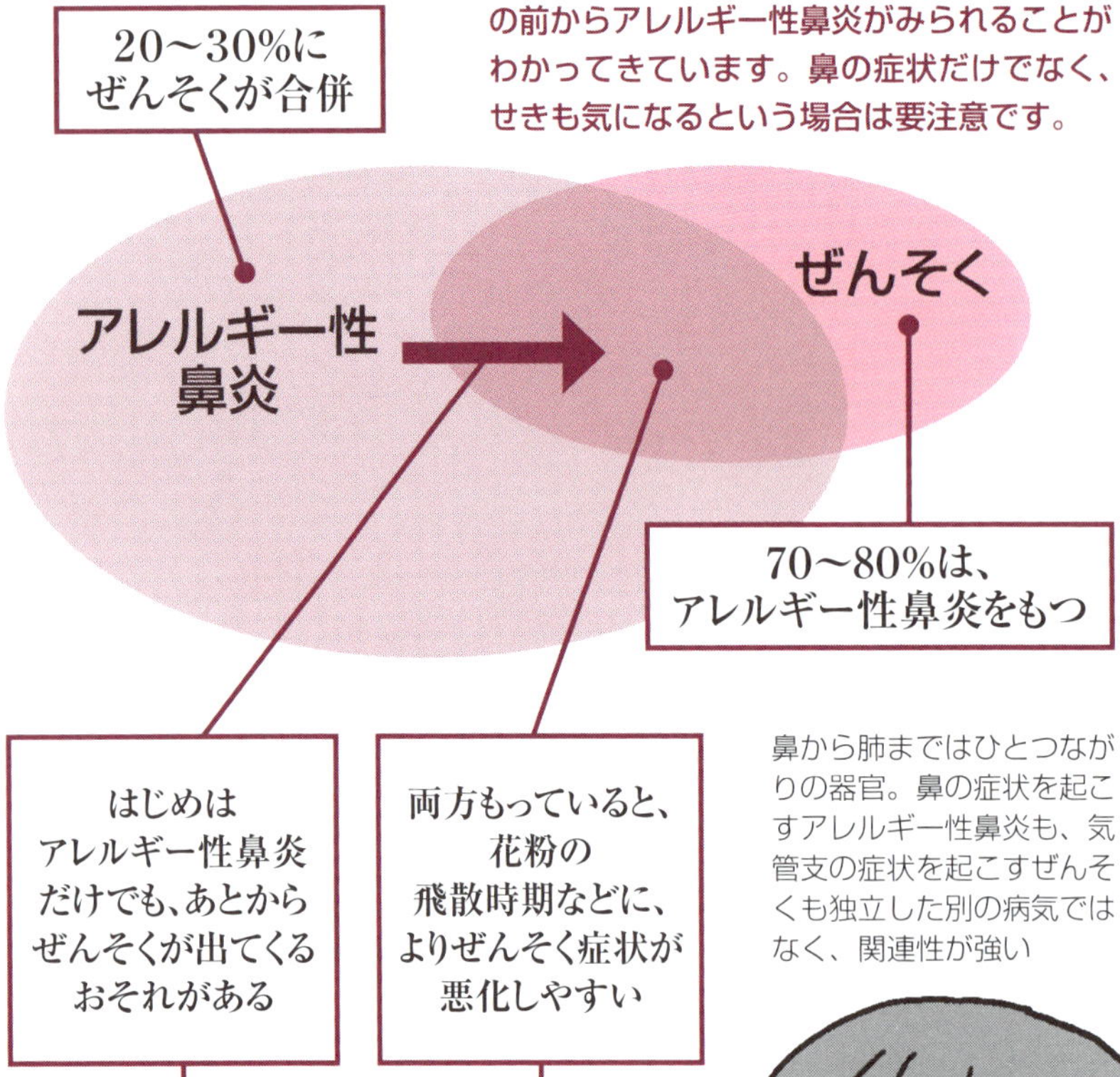

20～30%に
ぜんそくが合併
アレルギー性
鼻炎
ぜんそく
70～80%は、
アレルギー性鼻炎をもつ
はじめは
アレルギー性鼻炎
だけでも、あとから
ぜんそくが出てくる
おそれがある
両方もっていると、
花粉の
飛散時期などに、
よりぜんそく症状が
悪化しやすい

ぜんそくの治療も必要に

吸入ステロイド薬などを使った治療が必要（→74ページ）。せきぜんそくも、ぜんそくと同様の治療が必要。せきぜんそくは、ゼイゼイと鳴るような呼吸音はなく、息苦しさは少ないがせきが続く。ぜんそくの前段階ともいわれる

鼻から肺まではひとつながりの器官。鼻の症状を起こすアレルギー性鼻炎も、気管支の症状を起こすぜんそくも独立した別の病気ではなく、関連性が強い

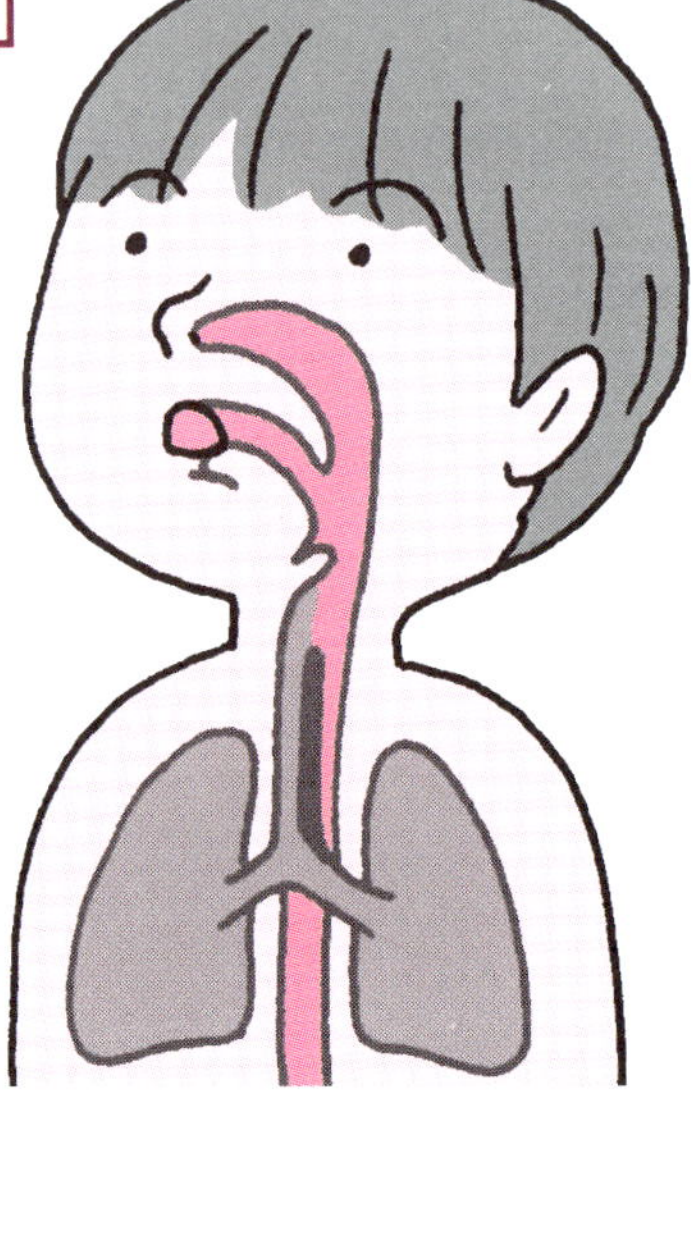

いずれの症状も早め早めの対応を

いまはアレルギー性鼻炎だけでも、せきやかゆみが強い場合は要注意。早めにしっかり治療していきましょう。

もともとぜんそくやアトピー性皮膚炎がある場合、花粉の飛散時期などは、症状が悪化しがちです。鼻炎症状と並行して治療を進めましょう。

悪化しやすい皮膚の症状・目の症状

アレルギー症状は、鼻とともに皮膚や目の症状としても現れやすいものです。鼻炎の治療だけでなく、症状に合わせた治療が必要です。

皮膚の症状

花粉症・アレルギー性鼻炎の悪化とともに、皮膚のかゆみが強く、赤みや乾燥が目立つようになることもあります。かくとますます悪化していくため、かゆみを抑える治療、対策が必要です（→58、74ページ）。

▼皮膚症状が出やすいところ

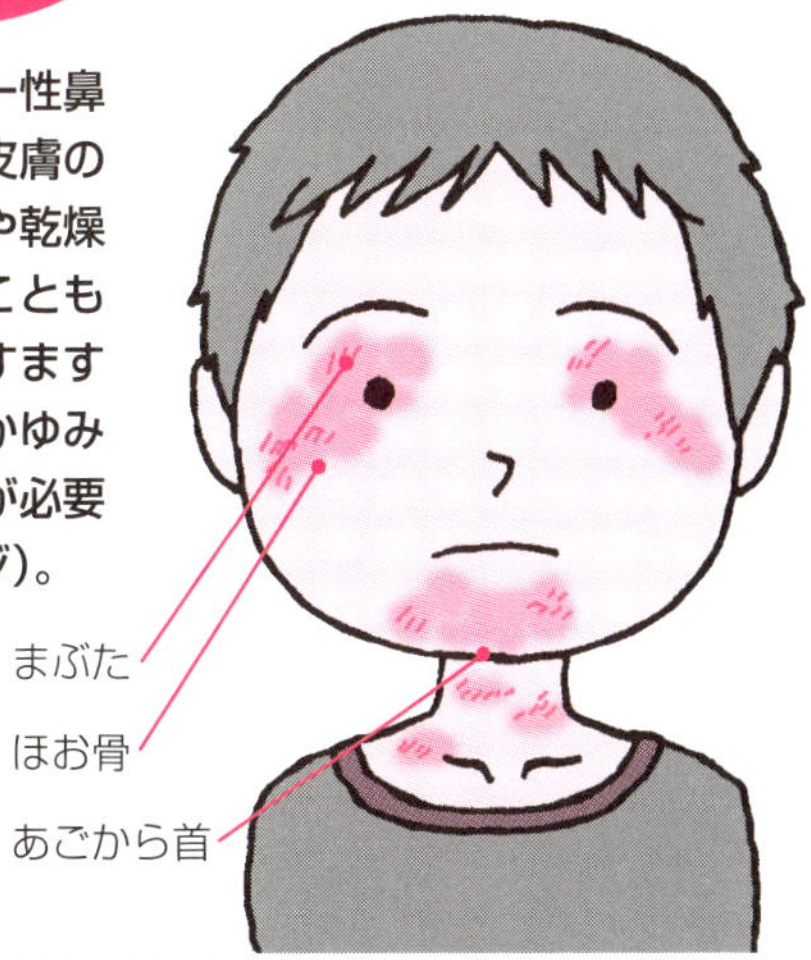

まぶた
ほお骨
あごから首

目の症状

アレルギー性鼻炎でも、とくに花粉症の場合、目のかゆみが強く現れることがあります。まぶたのかゆみとあいまって目をこすりやすくなるため、かゆみを抑える対策が必要です（→73ページ）

▼目のしくみ

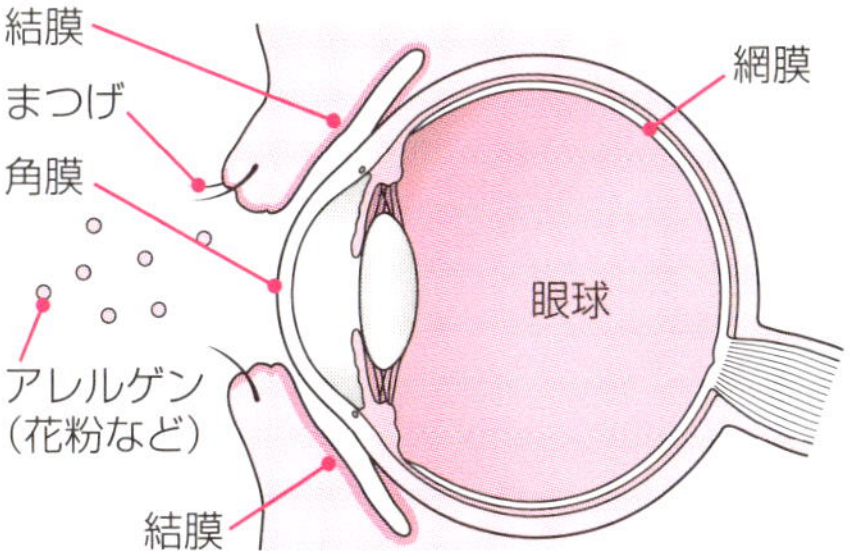

結膜
まつげ
角膜
アレルゲン（花粉など）
結膜
網膜
眼球

アレルギー性結膜炎が起きやすい

空気中を漂うアレルゲンが涙に溶けて結膜に浸透し、ここでアレルギー反応による炎症が起きる。かゆみや充血のもとに

アトピー性皮膚炎がある場合、よりかゆみが強く、こすりやすくなる

角膜や網膜《もうまく》が傷つくことも

直接的にはアレルギー反応とは無関係だが、目のかゆみのために強く目をこすり、角膜が傷ついたり、ひどい場合には網膜剥離を起こしたりすることもある

もともとあったアトピー性皮膚炎の悪化

乳幼児期からアトピー性皮膚炎がある子は、あとから花粉症・アレルギー性鼻炎が出てくることも多い。鼻の症状が強いときには皮膚の症状も強まりやすい

花粉症の時期だけの花粉症皮膚炎

花粉症しかない子の場合、花粉の飛散時期だけ、鼻症状はもちろん、皮膚症状が強く現れることがある。花粉症皮膚炎といわれる

合併しやすいアレルギー疾患②

口腔アレルギー症候群に注意が必要

花粉症をもつ子どもは、特定の果物や野菜を食べると口の中がかゆくなったりすることがあります。野菜ぎらい、果物ぎらいの背景に、アレルギーが隠されているかもしれません。

「好き嫌いの多い子」と決めつけないで!

特定の野菜や果物をいやがる子どもに、「好き嫌いはよくない」「偏食は直さなくては」と食べることをしいる前に、子どもの訴えをよく確認してください。

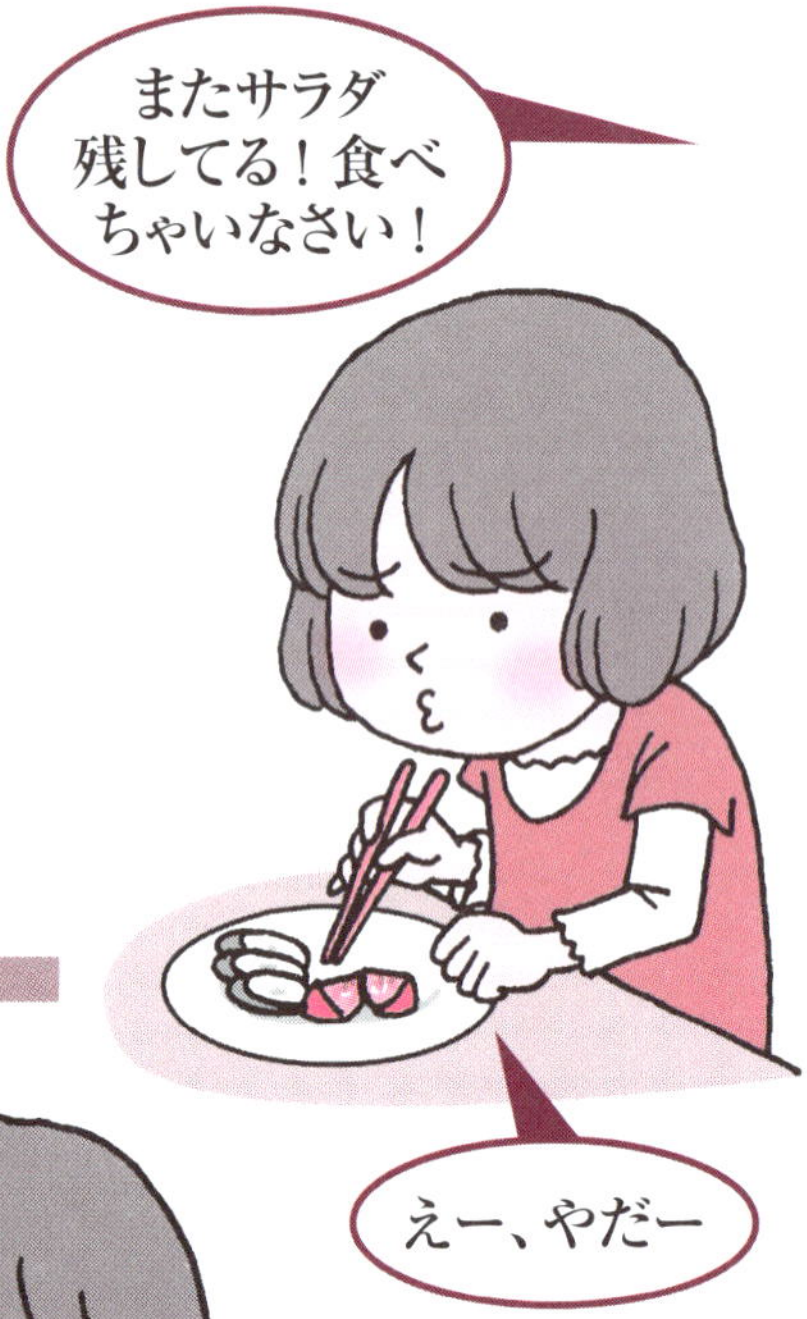

またサラダ残してる！食べちゃいなさい！
えー、やだー

生野菜をいやがって食べない原因が、アレルギー症状によるものだったとしたら……

無理に食べると……

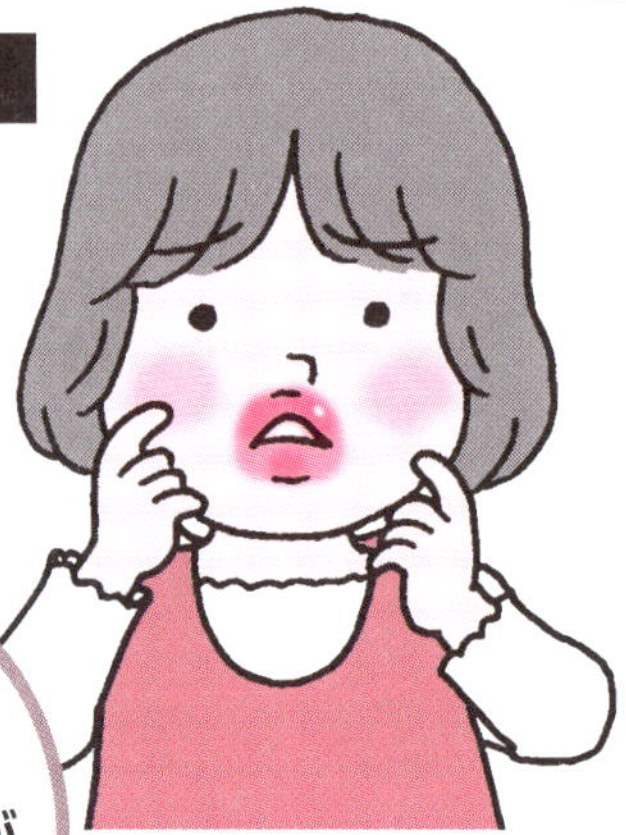

数分後に口の中やのど、くちびるがかゆくなったり腫れたりする

意識を失うほどの重い全身症状を起こすことはまれ

口腔アレルギー症候群
(OAS: Oral Allergy Syndrome)

花粉に含まれるアレルゲンと似た成分をもつ野菜や果物を食べることで生じるアレルギー症状。消化機能と関連する食物アレルギーとは異なり、アレルギー反応が起きる場は口の中が中心

花粉の種類と関連しやすい食物

花粉の種類によって、口内のアレルギー症状を引き起こしやすい食物の種類は違います。アレルゲンを特定しておくことで、子どもが苦手とする理由を推測する助けになります。

診断するには？

症状の出方をよく聞きとるのが基本。血液検査では、特異的 IgE 抗体が陽性にならないことがある

花粉	花粉と関連がある可能性のある食物（野菜・果物・ナッツ類など）
スギ	トマト
ヒノキ	
ハンノキ	バラ科（リンゴ、モモ、ナシ、ビワ、サクランボ、イチゴ） ウリ科（メロン、スイカ、キュウリ） 大豆（豆乳）、キウイ、オレンジ、ゴボウ、ヤマイモ、マンゴー、アボカド、ヘーゼルナッツ（ハシバミ）、ニンジン、セロリ、ジャガイモ、トマト
シラカンバ	バラ科（リンゴ、モモ、ナシ、洋ナシ、スモモ、アンズ、サクランボ、イチゴ） ヘーゼルナッツ（ハシバミ）、クルミ、アーモンド、ココナッツ、ピーナッツ、セロリ、ニンジン、ジャガイモ、キウイ、オレンジ、メロン、ライチ、香辛料（マスタード、パプリカ、コリアンダー、トウガラシ）
カモガヤ	メロン、スイカ、トマト、ジャガイモ、タマネギ、オレンジ、セロリ、キウイ、米、小麦
ブタクサ	スイカ、メロン、ズッキーニ、キュウリ、バナナ
ヨモギ	ニンジン、セロリ、レタス、ピーナッツ、クリ、ピスタチオ、ヘーゼルナッツ（ハシバミ）、ヒマワリの種、ジャガイモ、トマト、キウイ、香辛料（マスタード、コリアンダー、クミン）

（Immuno-Diagnostics 資料による）

スギ花粉症の子どもは生のトマトが苦手!?

子どもの野菜ぎらい、果物ぎらいのすべてがアレルギー症状のためとはいえません。しかし、たとえばスギ花粉症、ヒノキ花粉症をもつ子がトマトを嫌い、「口の中が気持ちわるくなる」などと訴えるようなら、口腔アレルギー症候群の疑いがあります。無理に食べさせるのはやめましょう。

加熱すれば食べられることもある

生のトマトは苦手でも、シチューやミートソース、ケチャップなどは平気で食べる子もいます。スギやヒノキの花粉に似たトマトの成分が、加熱することで変化するためと考えられます。

口腔アレルギー症候群は、加熱すれば起こりにくくなるのは確かですが、絶対に起こらなくなるともいえません。加熱したものでも、口にするときは、「少量から、慎重に」を基本にしてください。

合併しやすい鼻の病気

慢性副鼻腔炎などが隠れていることも

アレルギー症状と、ウイルスや細菌の感染症状が同時に起きていることもあります。症状のすべてを「アレルギーのせい」と決めつけず、きちんと診察を受けておくことが必要です。

鼻のずっと奥まで問題あり!?

花粉症やアレルギー性鼻炎と診断されていても、不快な症状のすべてがそのためとはかぎりません。鼻の奥のほうに感染性の炎症が起こり、症状を悪化させていることがあります。

花粉症・
アレルギー性鼻炎が
ひどくなると、ウイルスや
細菌への抵抗力が
弱まりがち

風邪をひく
感染による急性鼻炎が
加わる

この段階で
しっかり治して
進めないことが
大切

急性副鼻腔炎
感染が広がり、鼻の奥の
副鼻腔にも感染性の炎症が
生じる

慢性副鼻腔炎
副鼻腔に細菌がすみつき、
慢性的な炎症を
引き起こしている状態。
蓄膿症《ちくのうしょう》ともいう

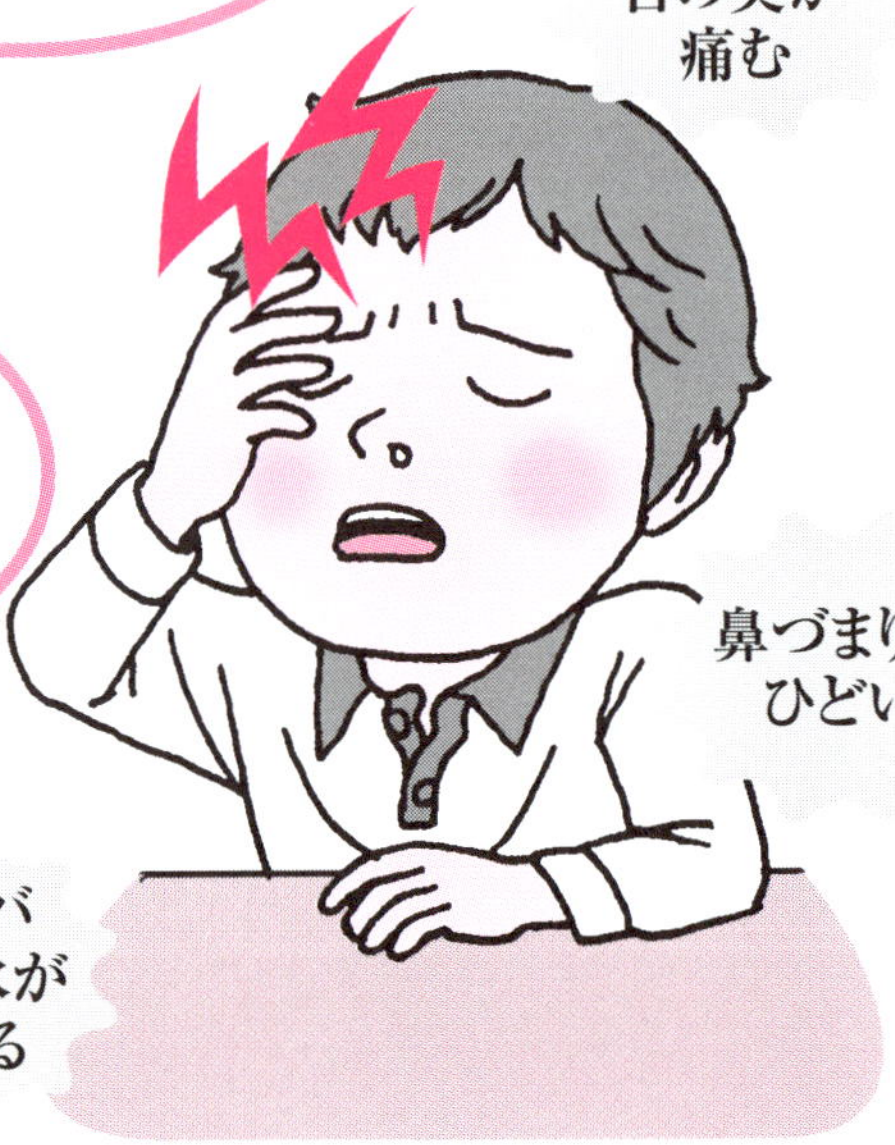
おでこや目の奥が痛む
鼻づまりがひどい
ネバネバした鼻水が出てくる

意外に複雑！　鼻の構造

鼻の穴から続く空気の通り道は、曲がったり、あちこちに広がったりと、意外なほど複雑な構造をしています。鼻の奥に感染が広がっている場合には、耳鼻咽喉科での診察・治療が欠かせません。

鼻から吸い込んだ空気の通り道が鼻腔。鼻腔のまわりには大小さまざまな空洞があり、やはり粘膜でおおわれている。これらをまとめて副鼻腔という。副鼻腔は細い通路で鼻腔とつながっているため、感染が広がってしまうことがある

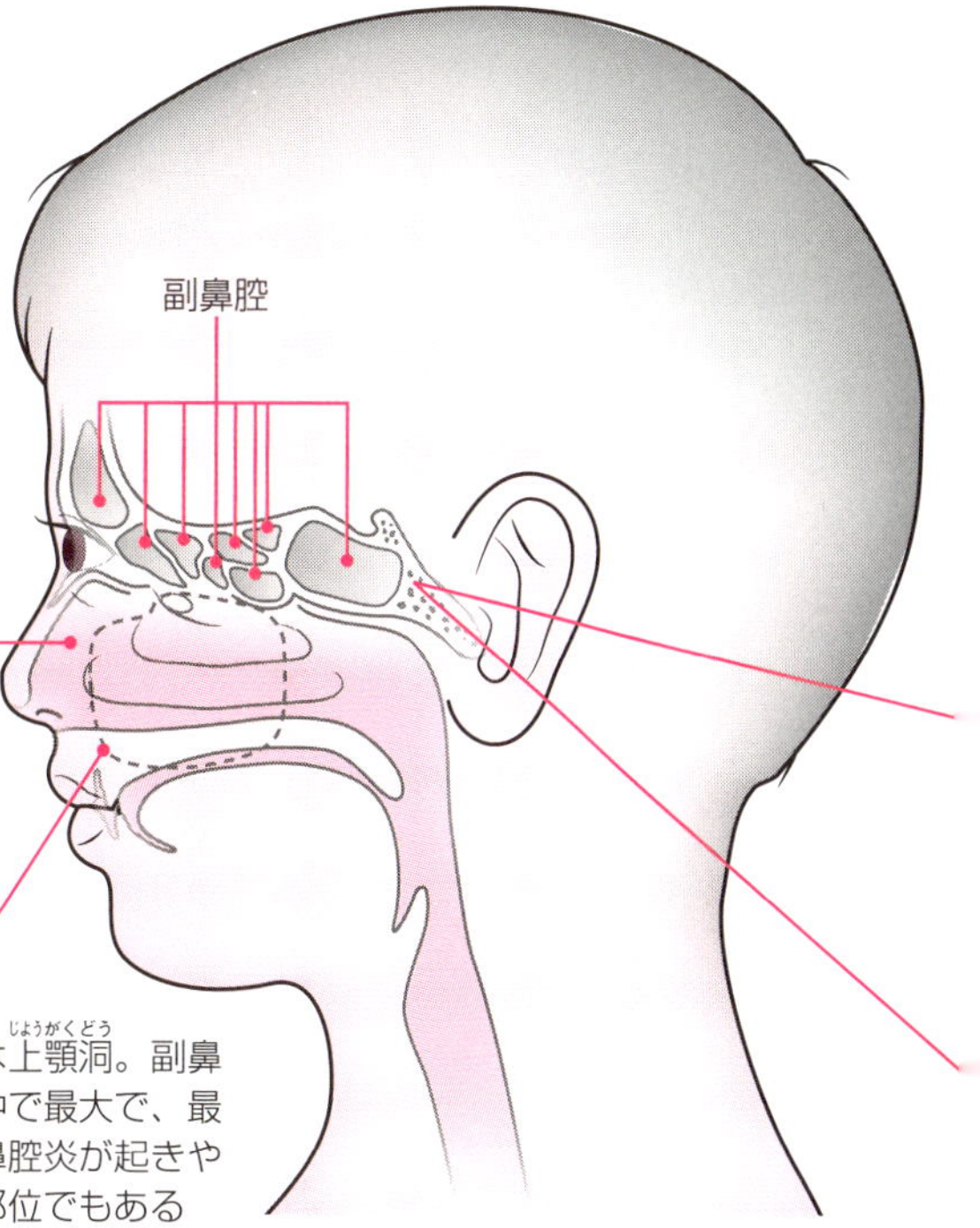
副鼻腔
鼻腔側壁

点線は上顎洞《じょうがくどう》。副鼻腔の中で最大で、最も副鼻腔炎が起きやすい部位でもある

大きくなると増えてくる鼻のしきりのゆがみ

鼻の真ん中をしきっている壁を鼻中隔《びちゅうかく》といいます。鼻中隔が強くゆがみ、曲がっていると鼻づまりの一因になることがあります。

ゆがみの主な原因は脳の重さです。幼いうちからゆがんでいることはまずありません。中学生くらいになると、ゆがみが強く出てくることもあります。ゆがみの程度と鼻づまりの強さによっては、手術で鼻中隔をまっすぐにする手術を考慮するのも一法です。

▼ゆがみがない状態　**▼ゆがんだ状態**

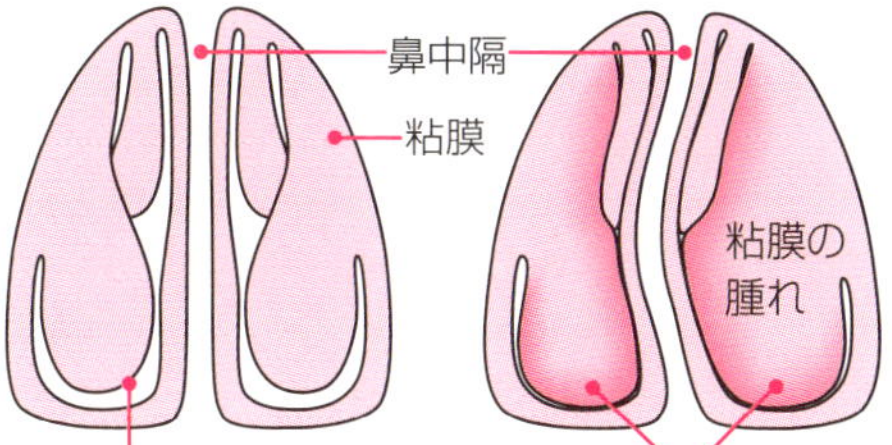
鼻中隔
粘膜
粘膜の腫れ
空気の通り道

粘膜の腫れが加わると、強い鼻づまりが起きやすくなる

抗生剤を用いてしっかり治療する

花粉症・アレルギー性鼻炎と診断されていても、鼻水が黄色っぽくなってネバネバしてきたら要注意。アレルギー性鼻炎だけでは起こりにくい症状です。耳鼻咽喉科で診察を受けましょう。

花粉症・アレルギー性鼻炎と合併しやすい鼻の病気として、注意しなければならないのが副鼻腔炎です。細菌感染による炎症が続いている状態であるため、アレルギー症状を抑える薬を使っているだけでは、なかなか治りません。抗生剤（抗菌薬・抗生物質）などを用いて、炎症の原因となっている菌をやっつける必要があります。

COLUMN

子どもでも手術は受けられる?
受けたほうがよい?

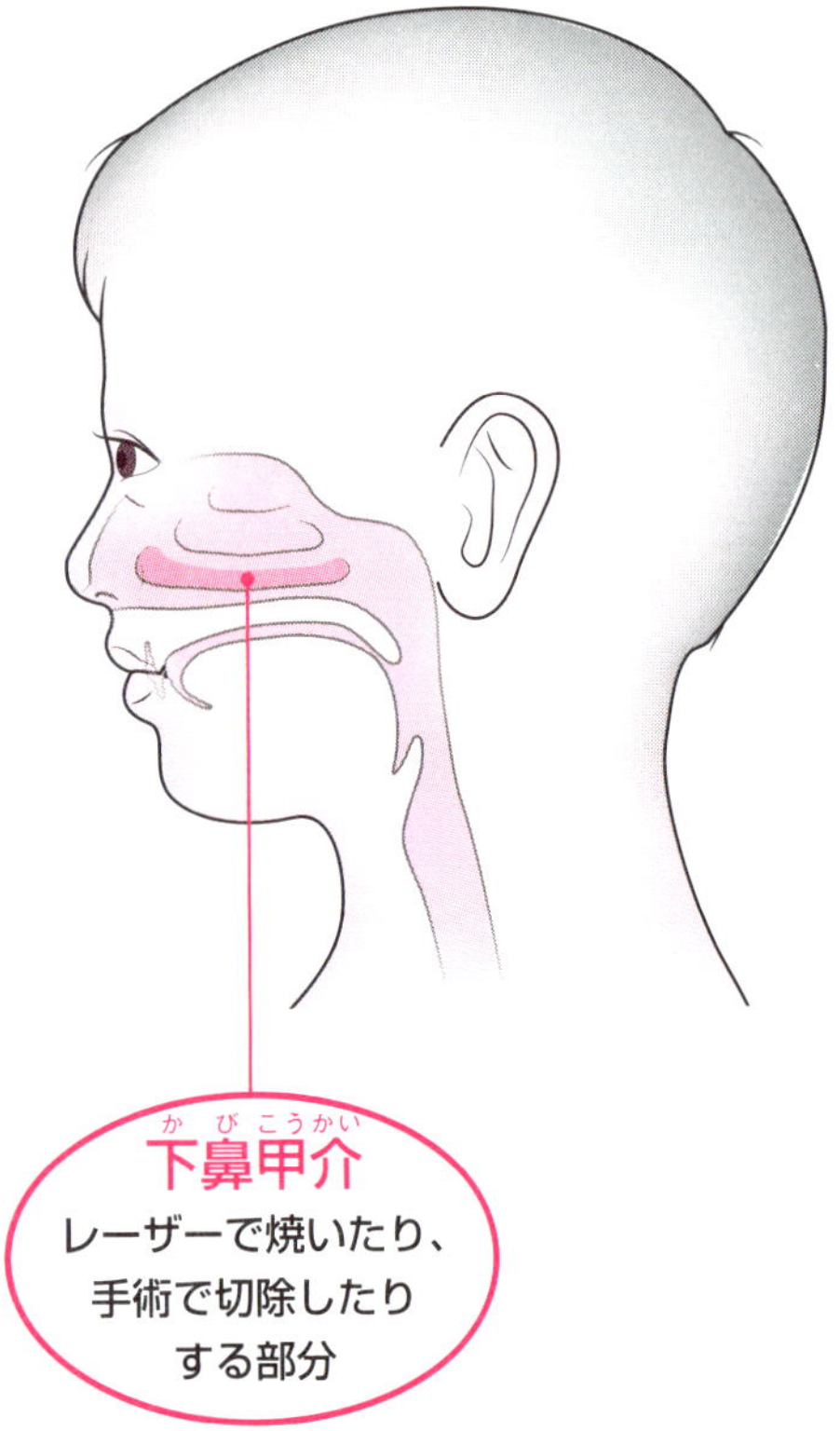
下鼻甲介《かびこうかい》
レーザーで焼いたり、手術で切除したりする部分

レーザー治療などの効果は一時的。いずれ戻る

「花粉症の手術」として、よくおこなわれているのはレーザー治療です。アレルギー反応を起こす場になっている鼻粘膜の表面をレーザー光線で焼き固める方法で、即効性があります。入院の必要はなく、出血も少ないため、子どもでも実施できなくはありません。「受験があるので集中したい」などという特別な希望があれば、相談してみてもよいでしょう。

けれど、その効果は長続きしません。粘膜は再生されるため、1シーズンしか効果がもたないこともあります。くり返し受けるうちに粘膜が傷み、鼻水がかたまりやすくなり、鼻づまりがかえってひどくなるなどの弊害も心配です。

このほか、粘膜下の腫れた組織を削り取る手術や、鼻水の分泌にかかわる後鼻《こうび》神経を切断したりする手術もありますが、いずれもアレルギー反応の起こりやすさそのものは、改善されません。積極的に受けるべきとはいえないようです。

3

乳幼児期から始めたい 花粉・ダニ対策

アレルギー性鼻炎を引き起こす2大アレルゲンとしてあげられるのが、
花粉、なかでもスギ花粉であり、
ハウスダストの主たる成分であるダニです。
アレルゲンに触れる機会を減らすことは、
アレルギー症状を防ぐための基本中の基本。
子どもが自分から取り組むことはむずかしいため、
大人の正しい手引きが必要です。

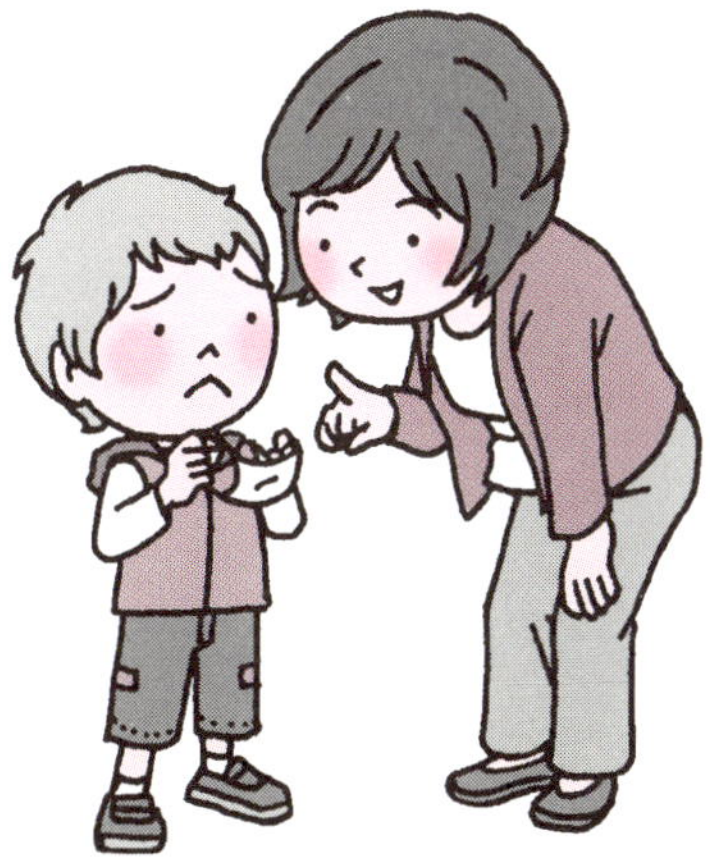

花粉対策①

外遊びしたい日ほど花粉は飛びやすい

花粉症の大半を占めるスギ花粉症、ヒノキ花粉症。花粉が飛ぶ量は、日によっても時間帯によっても変化します。リアルタイムの飛散状況を把握し、効果的な対策につなげましょう。

子どもにありがちなパターン

晴れていれば、外で遊びたがる子も多いでしょう。子どもは目の前のことで頭がいっぱいになりがち。無防備なまま外に出かけ、その結果、症状を悪化させてしまうことが少なくありません。

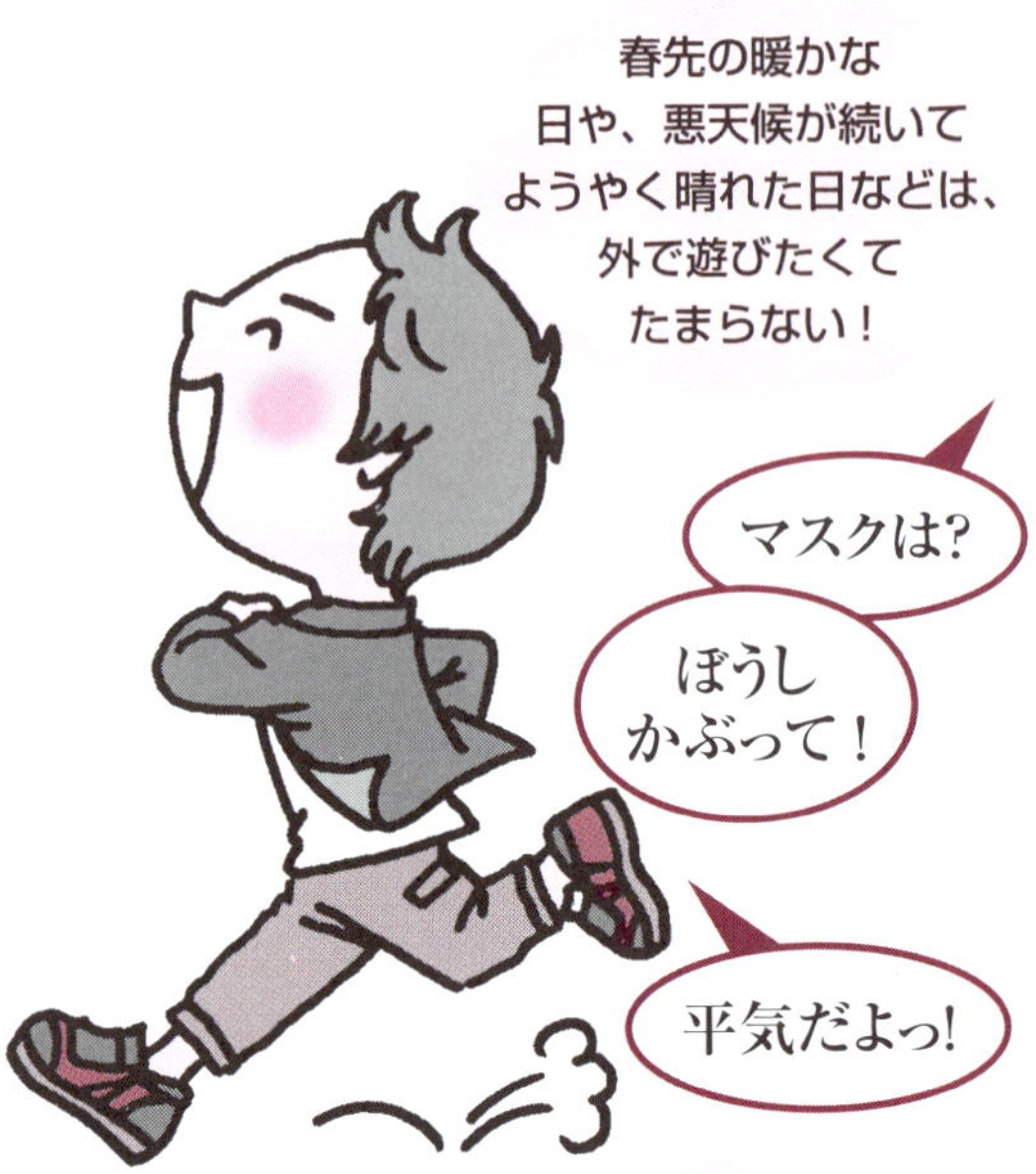

春先の暖かな日や、悪天候が続いてようやく晴れた日などは、外で遊びたくてたまらない！
マスクは?
ぼうしかぶって！
平気だよっ!

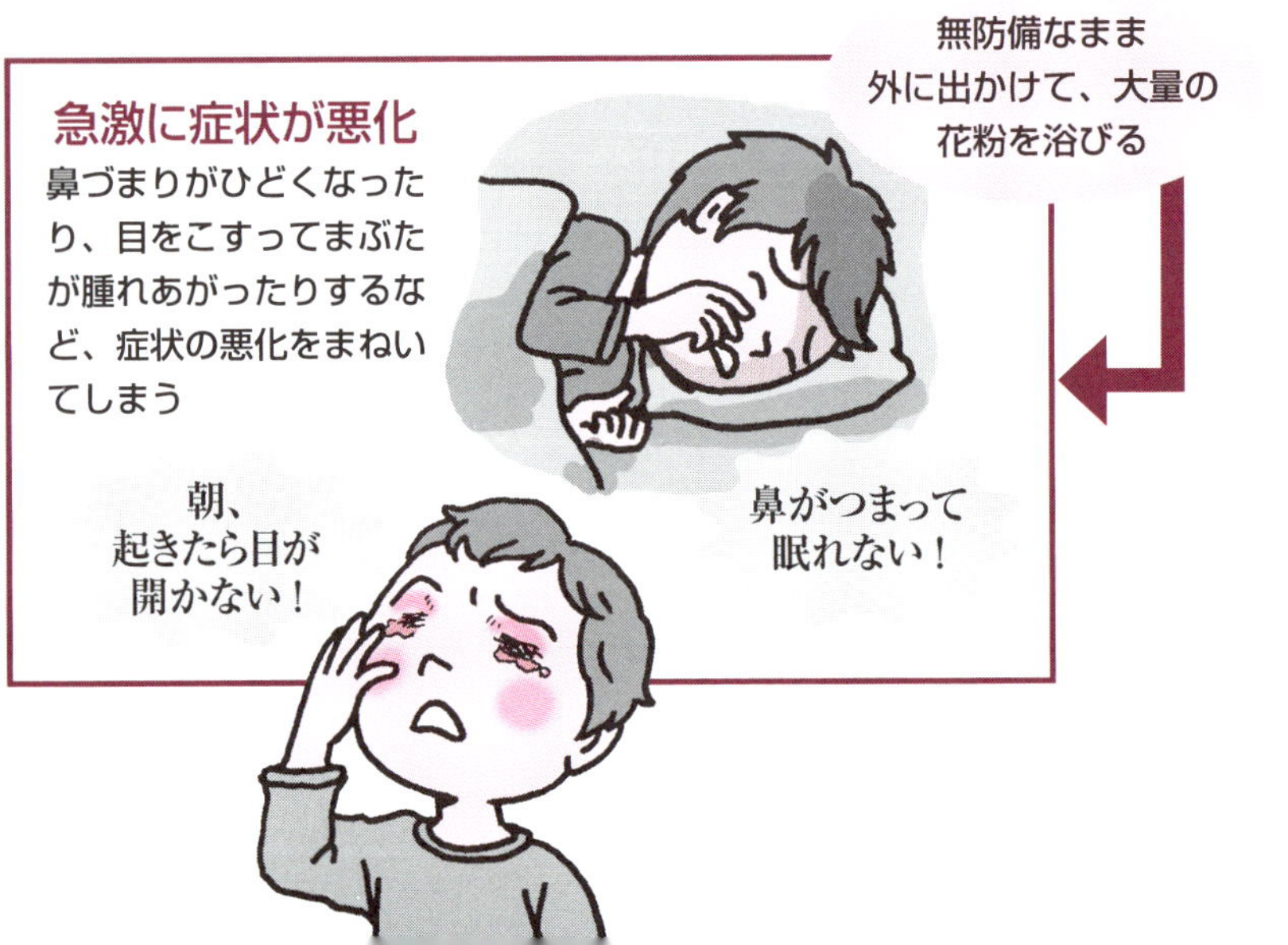

無防備なまま外に出かけて、大量の花粉を浴びる
急激に症状が悪化
鼻づまりがひどくなったり、目をこすってまぶたが腫れあがったりするなど、症状の悪化をまねいてしまう
鼻がつまって眠れない！
朝、起きたら目が開かない！

大量飛散日はなるべく室内で

吸い込んだり、体に付着したりする花粉の量が多ければ、それだけ症状は強く現れやすくなります。花粉が大量に舞い散っているときには、なるべく室内で遊ばせましょう。

とはいえ、スギやヒノキの開花時期だからといって、外遊びを完全に禁じるわけにもいかないでしょう。花粉の飛散状況を確認しながら、柔軟に対応していきましょう。

飛びやすい日・時間帯

花粉の飛散量は、気象条件や時間帯によって大きく変わります。傾向をつかんでおきましょう。

▼飛びやすい気象条件

●晴れて、気温が高い日
●空気が乾燥して、風が強い日
●雨あがりの翌日で、気温が高くなった日
●気温が高い日が続いているとき

⇒春一番が吹くような、突然の気温上昇と強風が重なった日は、「ゲリラ花粉」ともいうべき突然の大量飛散が起こりやすい！

▼平均的な日内の変化

昼前後がピーク
気温の上昇とともにスギ林で舞い上がった花粉が数時間かけて市街地に到達する

日没後にも増える
上空に舞い上がった花粉が気温の低下とともに落下してくるため、地上付近の花粉密度が高くなる

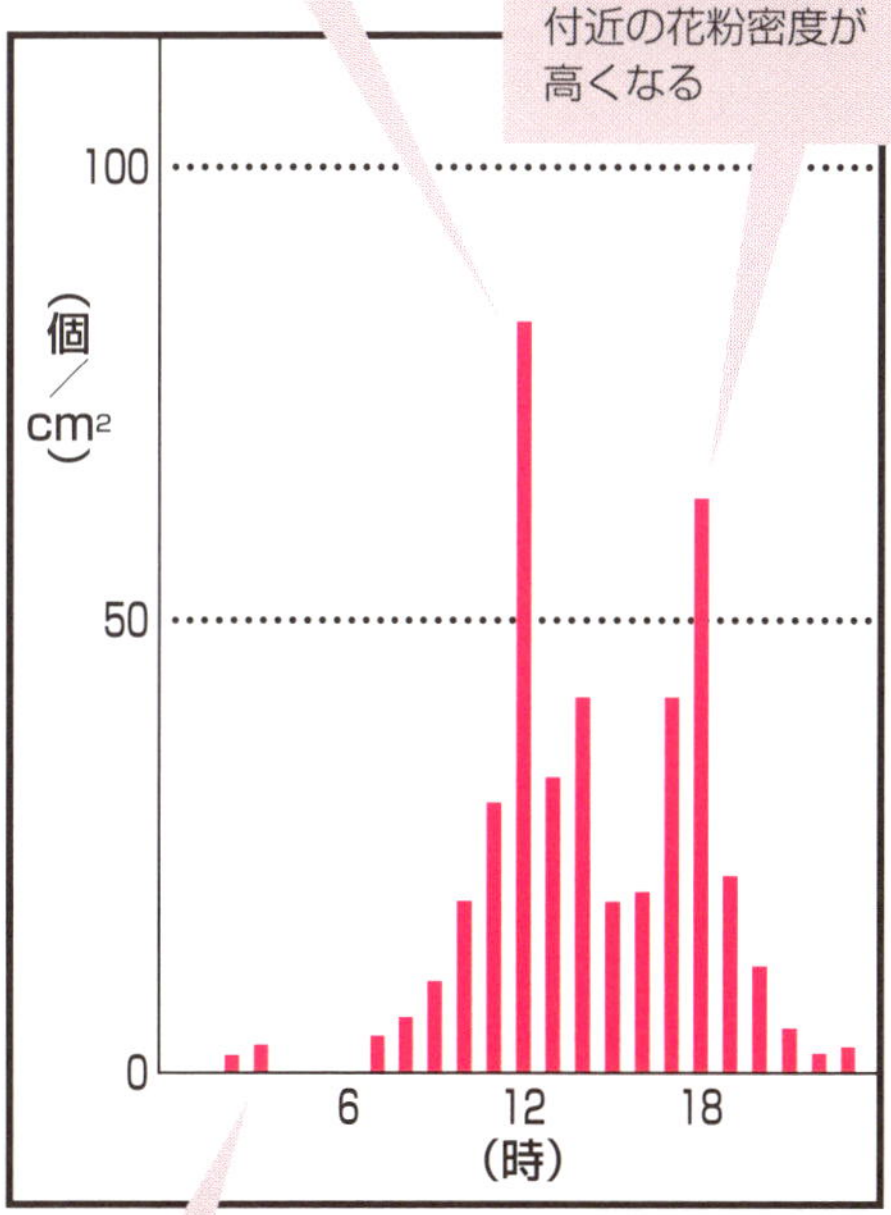
100
50
0
（個/cm²）
6
12
18
（時）

（環境省「花粉症環境保健マニュアル 2014」による）

早朝・夜間でも油断は禁物！
飛散量は日によって大きく異なる。時間帯を問わず花粉が多い日もあるので、外出時はつねに対策が必要

リアルタイムの情報チェックを!!

花粉の飛散量は地域によっても、時間によっても異なります。住んでいる地域の、リアルタイムの花粉情報をチェックして、外出のタイミングなどの参考にしましょう。

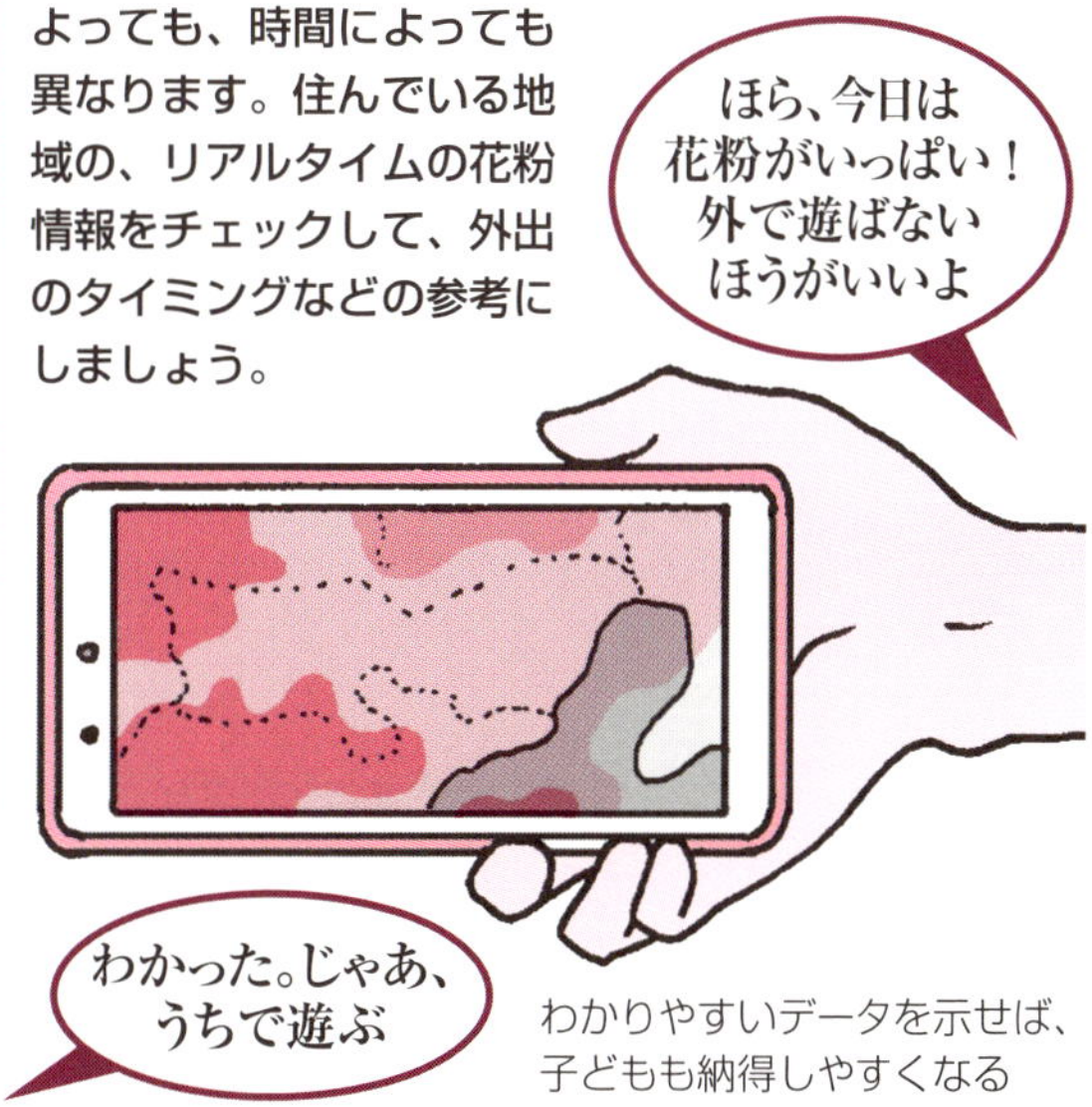
ほら、今日は花粉がいっぱい！外で遊ばないほうがいいよ
わかった。じゃあ、うちで遊ぶ

わかりやすいデータを示せば、子どもも納得しやすくなる

▼主な花粉情報サイト

●環境省花粉観測システム（はなこさん） http://kafun.taiki.go.jp/
●とうきょう花粉ネット（東京都） http://pollen.tokyo-kafun.jp/
●全国花粉情報 花粉いんふぉ（NPO 花粉情報協会） http://pollen-net.com/

独自に調査し、情報を提供している自治体も多い。「自治体名 花粉情報」などのキーワードでチェックしてみよう

花粉対策②

使い心地のよいマスク、メガネで防御する

空気中に舞い散る花粉を吸い込んだり、付着させたりしないようにすれば、症状は出にくくなります。スギ花粉、ヒノキ花粉が大量に飛散する春先には、徹底防備を心がけましょう。

ここまでできれば完璧

外出時に花粉を吸い込まない、くっつけないためには、外気に触れる部分をできるだけ減らすのが確実な方法です。

ぼうし

髪に付着した花粉は洗髪するまでとれず、室内に入ったあとまで症状のもとになってしまう。ニット帽は花粉が付着しやすいため、綿製品などがよい

メガネ

普通のメガネでも、目に入ってくる花粉の量は約3分の2に減らせる。両サイドのすき間に保護カバーがついたものなら、メガネをしないときの3分の1以下にできる

髪型

長い髪を下ろしたままだと、よけいに花粉がつきやすい。短く切るか、結んでおく

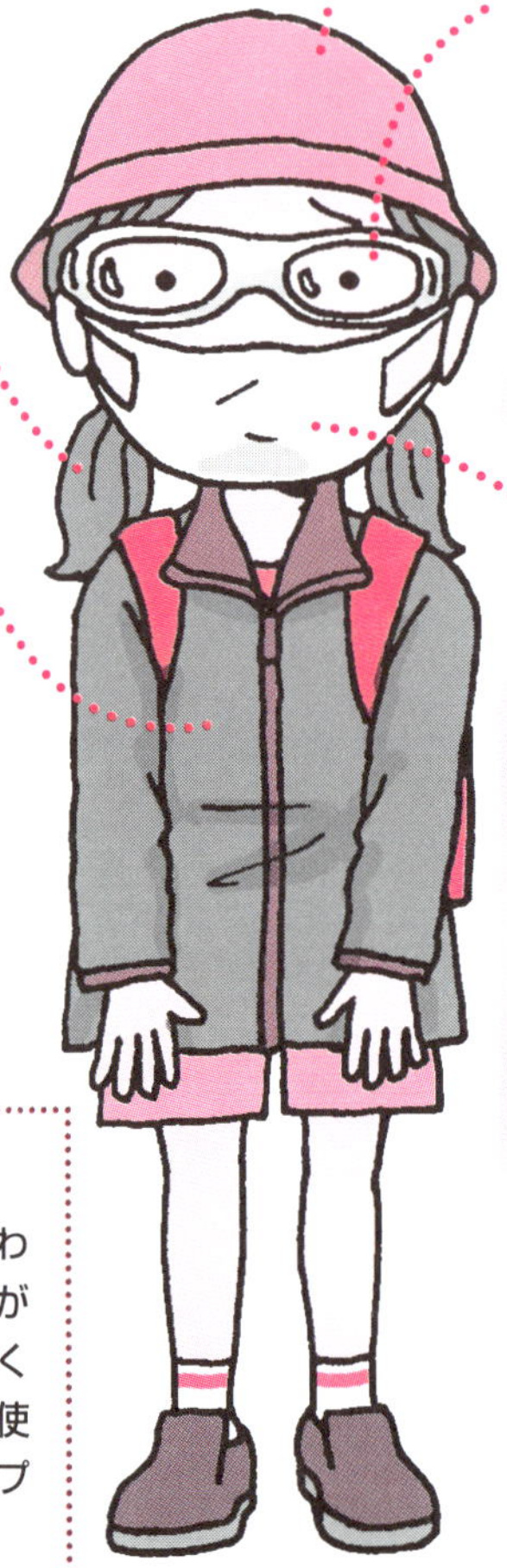

上着

暖かい日でも外出時には上着を着用し、室内に入る前に脱ぐようにする。表面の素材は手ざわりがツルツルした化学繊維のものか、綿がよい

マスク

目の細かい不織布《ふしょくふ》を使用した花粉用のマスクを正しくつけていれば、吸い込む花粉の量は6分の1程度に減らせる

静電気に注意!

化学繊維でも、ふわふわしたフリースは静電気が起きると花粉がとれにくい。洗濯時に柔軟剤を使い、静電気を抑えるスプレーを使用すればOK

子どもの納得を促そう

毎日のように防備しなければならないのは、子どもにとっては面倒なことには違いありません。「なぜ、それが必要なのか」をきちんと伝え、子ども自身が納得してアレルゲン回避につとめられるように促していきましょう。

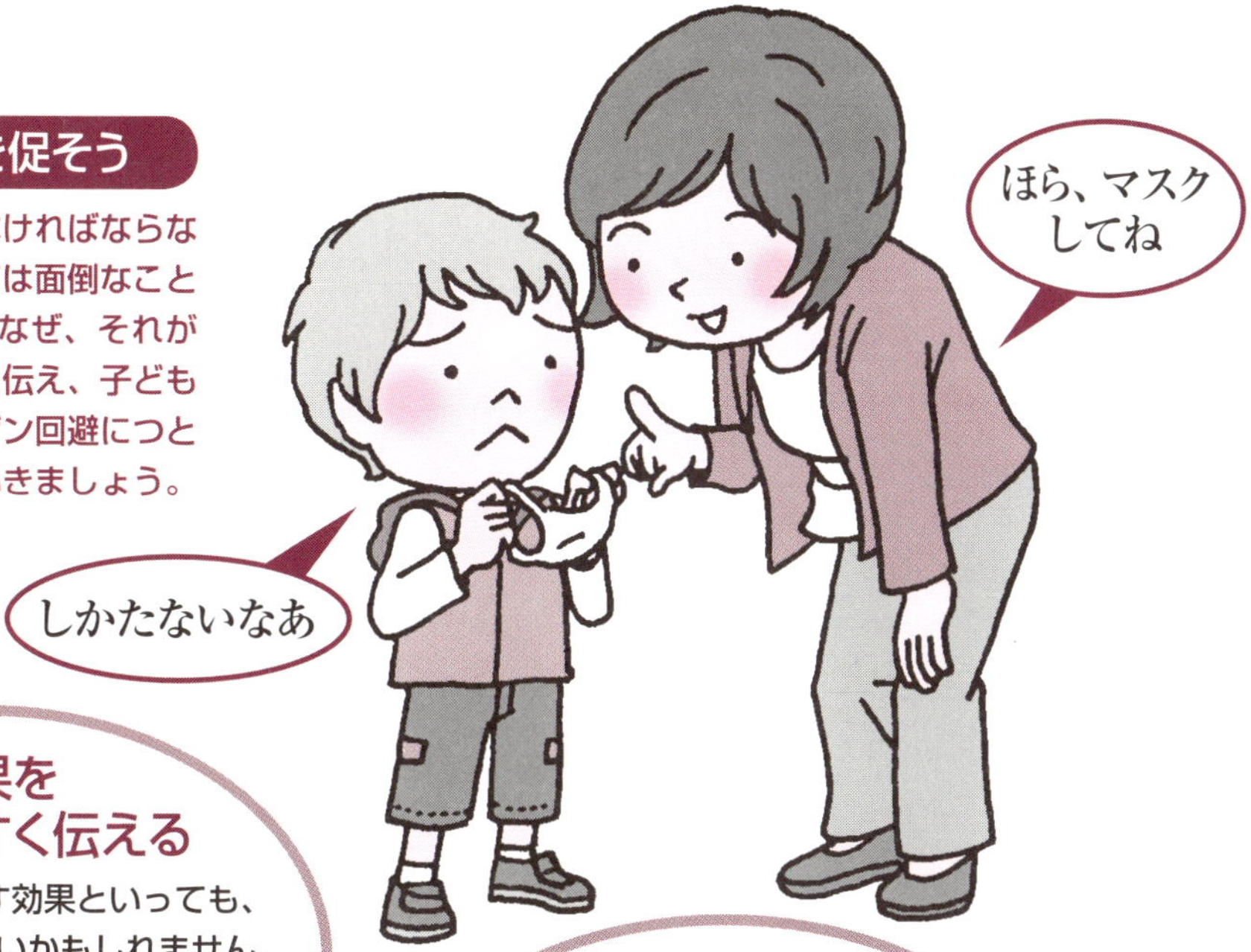

効果をわかりやすく伝える

花粉の付着を減らす効果といっても、子どもはピンとこないかもしれません。子どもにとって身近なものにたとえ、「楽になる」ことを実感させてみるのもよいでしょう。

▼宿題のプリント枚数にたとえてみよう！

マスクがないと……6枚

花粉用マスクなら……1枚

メガネなしだと……3枚

普通のメガネだと……2枚

カバーつきなら……1枚

「どうなるか」を思い出させる

マスクをいやがるときなどは、「この前はどうだった？」と声かけを。つらい思いをしたことを思い出せば、子ども自身、必要性を感じる可能性があります。

マスクは価格より使い方しだい

スギやヒノキの花粉がアレルゲンとわかっていれば、外出時には最低限、マスクをつけさせましょう。花粉の粒子は比較的大きいので、高い性能をうたった高価なものでなくても、安価な使い捨てのもので十分効果はあります。

むしろ、問題になるのは顔とマスクとのすき間です。ワイヤー入りのものは、顔の凹凸に合うように、ワイヤーをしっかり曲げて使います。立体的なマスクはぴったり合ったサイズのものを選びましょう。

花粉対策③

部屋に持ち込まない！家族の協力も必要

スギ花粉、ヒノキ花粉が飛散している時期には、室内にまで花粉が入り込んでしまいがち。外出時に防備するだけでなく、室内にアレルゲンを持ち込まないための対策も必要です。

花粉の侵入ルートに注意しよう

屋外から室内に花粉が入り込む経路を知り、侵入を防ぎましょう。

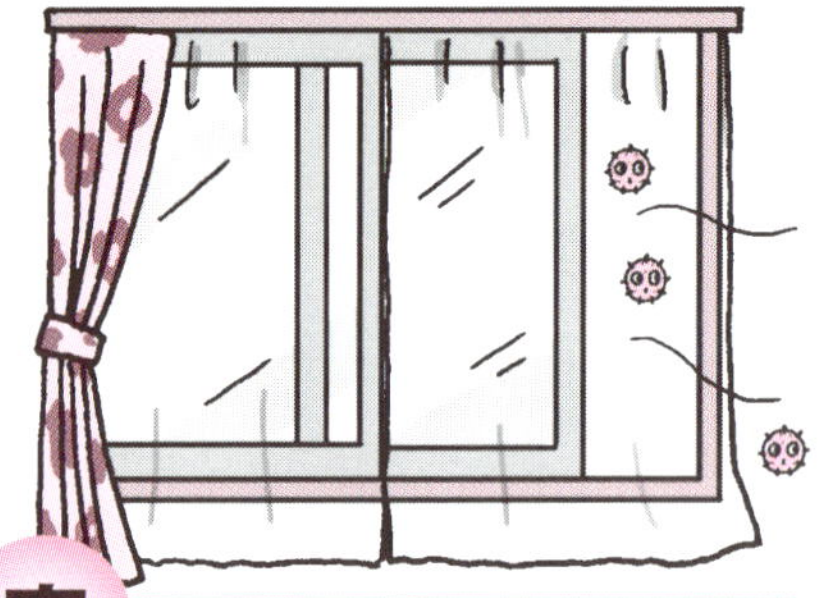

窓

換気は飛散量が少ない時間帯に少しだけ

換気をするならリアルタイムの花粉情報をチェックし、花粉の少ない時間帯に短時間おこなうようにします。窓は全開せず10cmくらい。レースのカーテンは閉じたままにしておくと、花粉の侵入を最低限に減らせます。

洗濯もの

部屋干しが基本

昼間、外で干しておいた洗濯ものには大量の花粉が付着します。取り込んだあと、室内に舞い散りひどい症状の原因になることも。花粉シーズンの間だけは、部屋の中で干すか、乾燥機を使ってかわかすようにしましょう。

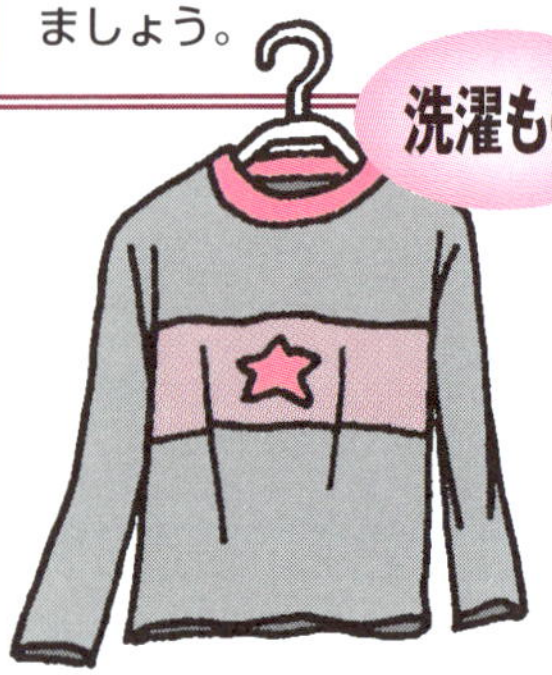

人

出入りに注意が必要

室内の花粉のじつに6割は、外から帰ってきた人にくっついて入ってきたものというデータがあります。左ページのような注意が必要です。

本人だけでなく家族全員で取り組む

花粉の多い時期は、「室内で過ごしていれば絶対安心」とも言い切れません。室内に入り込んだ花粉が空調の風や人の動きなどで舞い上がり、症状を引き起こす原因になることもあるからです。

水ぶきをすれば花粉はふやけて破れ、取り除くことができますが、放っておけば部屋にとどまり続けます。症状を悪化させないためには、部屋に花粉を持ち込まない、入り込んだ花粉は除去することが大切です。

帰宅後、部屋に入るまでの手順は、子ども自身に守らせるだけでなく、家族全員が守ることで、花粉の侵入を防ぎましょう。

帰宅時の手順を決めておく

外から帰ってきたときには、服や髪、体についた花粉を室内に持ち込まないようにします。「花粉シーズン時の決まり」を家族で徹底しておきましょう。

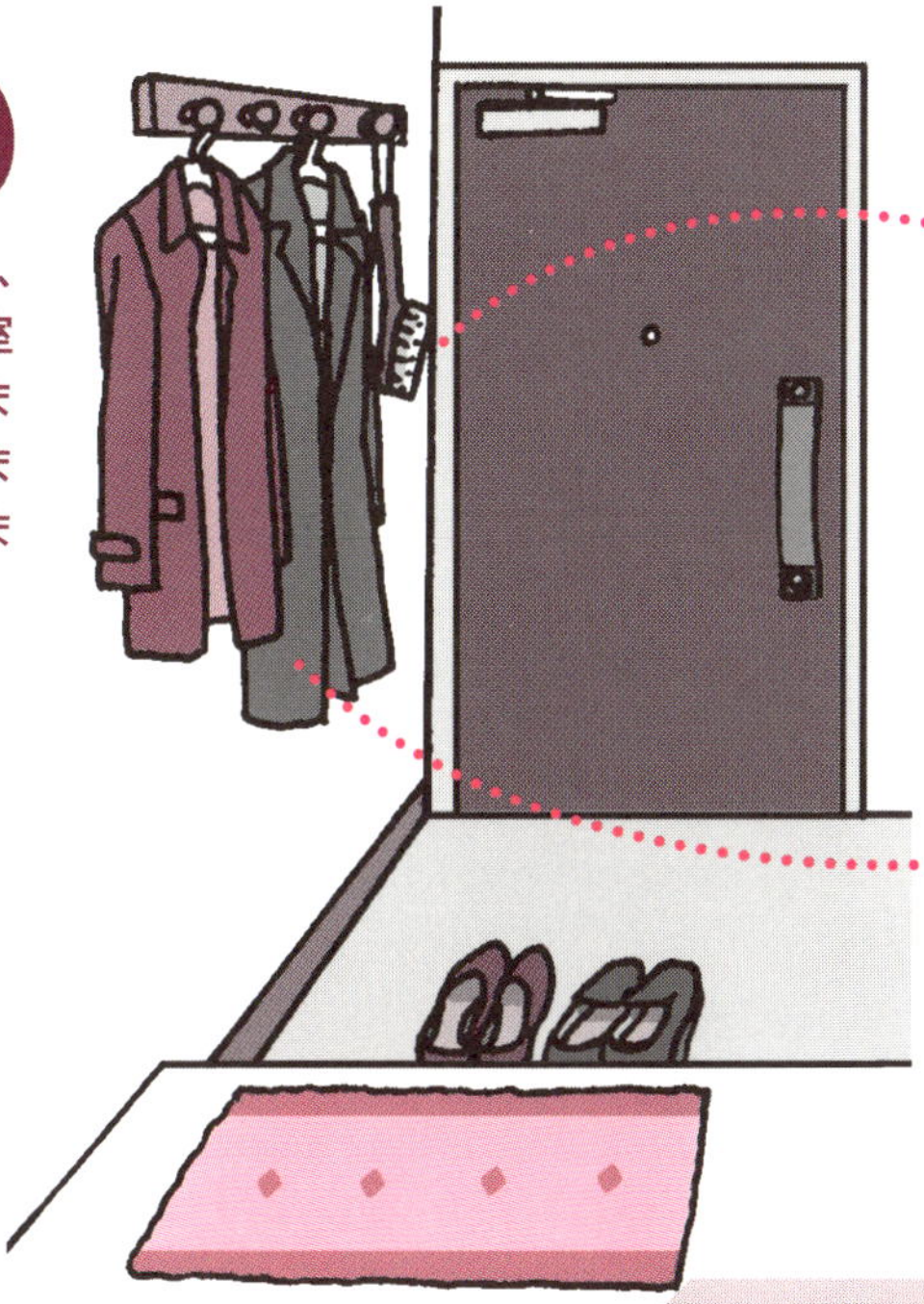

玄関扉の外側で上着についた花粉を払っておく
玄関先に置いてある専用のブラシを使うときには、いったん外に出てから上着の花粉を払うようにする

↓

上着は玄関にかけておく
花粉のすべてを払いきるのはむずかしい。なるべく部屋に持ち込まない

↓

うがい、手洗い、洗顔
部屋に入る前に洗面所へ。体についた花粉を落としておく

→ **できれば入浴して洗髪も**
子ども自身の症状が強く出ているときには、外出後すぐに洗い流しておくとよい

→ **部屋に入る**

花粉はゆっくりと落下してくる。子どもが起き出す前に、夜間、床に落ちてきた花粉をふき取っておくとよい

空気清浄器とふき掃除で徹底

室内の空気中を漂う花粉を取り除くには、空気清浄器の使用は有効です。花粉はウイルスなどにくらべると格段に大きく、フィルターに引っかかりやすいからです。もちろん、フィルターの掃除・交換は必要です。

ただし、室内でもっとも花粉が多く存在しているのは床面です。朝いちばんに床や家具を濡れた布でふくようにしましょう。花粉が再び舞い上がるのを防げます。

ダニ対策①

「危険なポイント」を知って効率よく掃除する

ハウスダスト、つまり家のほこりの中には、通年性アレルギー性鼻炎のアレルゲンとなるダニもたくさんいます。子どもの症状が一年中続いているなら、徹底した掃除が必要です。

室内のダニを減らす3原則

人の生活の場となる室内からダニを完全に除去するのは至難の業ですが、その数を減らすことはできます。

1 掃除機がけは週2回、1畳（約1.8m²）あたり30秒以上

木目や畳の目に入り込んだほこりまで吸い込めるように、掃除機はゆっくりかけましょう。日常的な掃除機がけのほか、定期的に床や家具のふき掃除、押し入れや収納家具の中の掃除も忘れずに。

2 ものを減らしてほこりをためない

ものが多い部屋は、すき間にほこりがたまりがち。掃除に手間がかかりすぎます。不要なものは処分して、片づけやすい、掃除しやすい部屋にしておきましょう。

3 洗えるものは定期的に洗う

カーテンやぬいぐるみなど布製のものは洗濯可能なものを選び、こまめに洗濯を。収納時にはカバーに入れ、ダニがつかないようにするとよいでしょう。

▼ダニが繁殖しやすい条件

●温度は25～30℃
●湿度は60%以上
●産卵しやすい潜伏場所がある

⇒部屋のすみにたまったほこりや、布製のものはダニにとって絶好のすみかになっている！

防ダニ剤を使うより徹底した掃除が有効

チリダニは体長〇・二～〇・五mm程度。アレルゲンとなる分泌物などはさらに小さなものです。目に見えないダニアレルゲンを減らすには、ダニの繁殖場所を減らすのがいちばんです。空気清浄器を使っても、掃除が行き届かない部屋ではほこりから次々にアレルゲンが舞い散ります。

防ダニ用の殺虫剤などを使っても、ダニは薬剤が届かない場所に移動してしまうので、大きな効果は望めません。薬剤が鼻粘膜や気管を刺激するおそれもあるため、アレルギー疾患をもつ子どもがいる家庭では使用しないほうがよいでしょう。

ダニが繁殖しやすい場所を重点的に手入れする

ダニが繁殖しやすいところは、当然のことながらダニの死骸やフン、分泌物など、アレルゲンになるものもたくさんたまります。重点的に手入れしましょう。

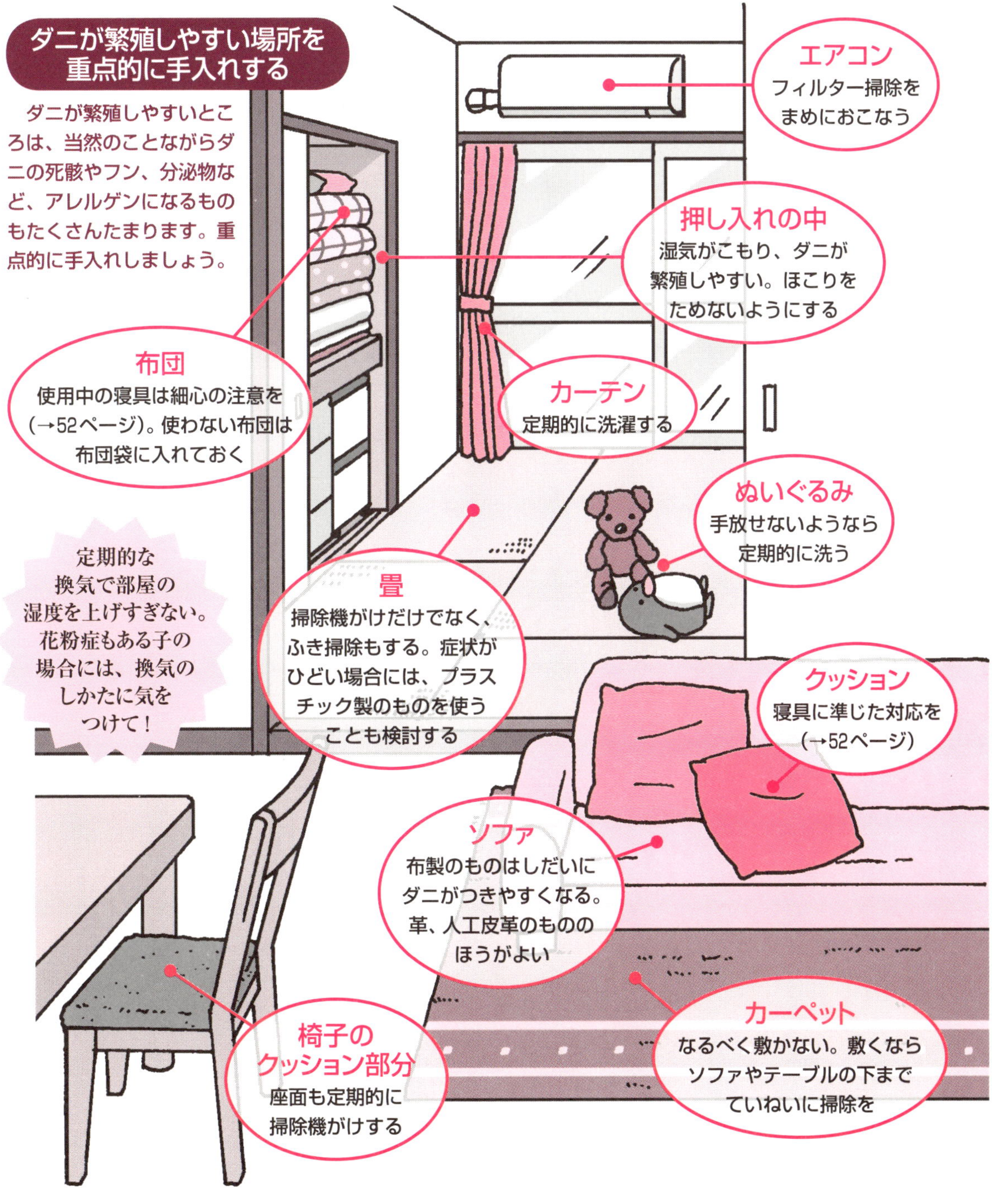

エアコン
フィルター掃除をまめにおこなう
押し入れの中
湿気がこもり、ダニが繁殖しやすい。ほこりをためないようにする
布団
使用中の寝具は細心の注意を（→52ページ）。使わない布団は布団袋に入れておく
カーテン
定期的に洗濯する
ぬいぐるみ
手放せないようなら定期的に洗う
定期的な換気で部屋の湿度を上げすぎない。花粉症もある子の場合には、換気のしかたに気をつけて！
畳
掃除機がけだけでなく、ふき掃除もする。症状がひどい場合には、プラスチック製のものを使うことも検討する
クッション
寝具に準じた対応を（→52ページ）
ソファ
布製のものはしだいにダニがつきやすくなる。革、人工皮革のもののほうがよい
椅子のクッション部分
座面も定期的に掃除機がけする
カーペット
なるべく敷かない。敷くならソファやテーブルの下までていねいに掃除を

ダニ対策②

寝室・寝具の見直しで症状を軽くする

寝具はダニが繁殖しやすいところであると同時に、使用頻度が高く、使用時間が長いものでもあります。睡眠環境を整えることが、症状を軽くすることにつながります。

夜は症状が悪化しやすい

アレルギー性鼻炎をもつ子は、就寝中、症状が悪化して熟睡できないということがよくあります。2つの理由のうち、体のしくみを変えることはできませんが、アレルゲンを減らすことはできます。

理由1 体のしくみで粘膜が腫れやすいから

血管を含め、体の働きは自律神経によって調節されています。自律神経には、活動に適した状態にする交感神経と、リラックスさせる副交感神経の2つがあります。

夜間は副交感神経の働きが強まり、末梢血管が広がりやすくなります。鼻粘膜にも血液がたまりやすく、腫れて鼻づまりを起こしたり、鼻血を出したりしやすいのです。

理由2 寝具がダニの温床になりやすいから

布団や枕など、寝具の中はダニが多く、アレルゲンの温床になっていることがあります。大量のアレルゲンを吸い込むことで、アレルギー反応が起きやすくなります。

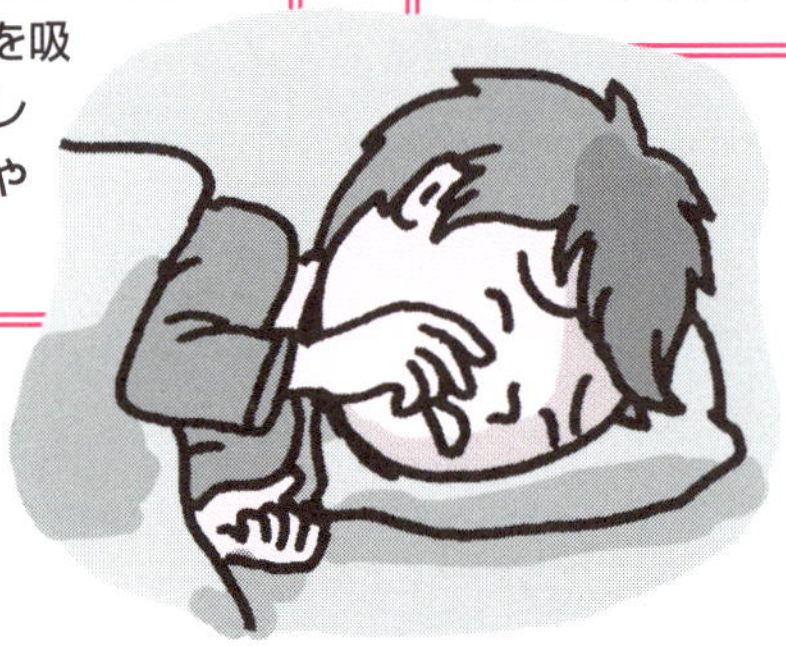

「朝、起き抜けがいちばんつらい」ということもある

「夜間より朝がつらい」「起床直後にくしゃみや鼻水が止まらない」などということもあります。「モーニングアタック」といわれるほど、よくある現象です。

朝、副交感神経から交感神経にスイッチが切り替わる瞬間に、鼻粘膜はもっとも過敏な状態になりやすいこと、起きて活動を始めることで舞い上がるアレルゲン、冷たい空気などが刺激になり、強い症状が現れるのではないかと考えられています。

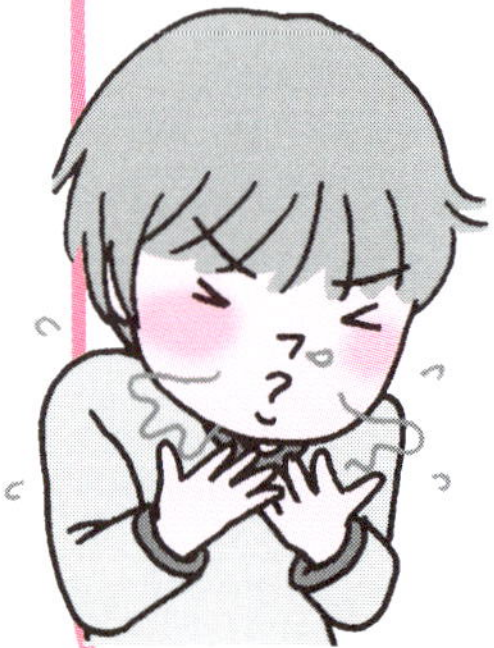

寝具を干すだけでは十分な対策にはならない

寝具の手入れといって、真っ先に思い浮かぶのは布団干しかもしれません。天日干しは湿気をとるには有効ですが、それでダニが減るわけではありません。ダニを熱で死滅させるには五〇℃で二〇分以上の時間が必要といわれています。

取り込む前に強く叩くと、ダニの死骸や分泌物が舞い散りやすく、かえってアレルゲンを増やすことにつながります。より効果的な対策が必要です。

睡眠環境を整えるコツ

症状を悪化させないために、寝具にすみつくダニを減らすようにしましょう。

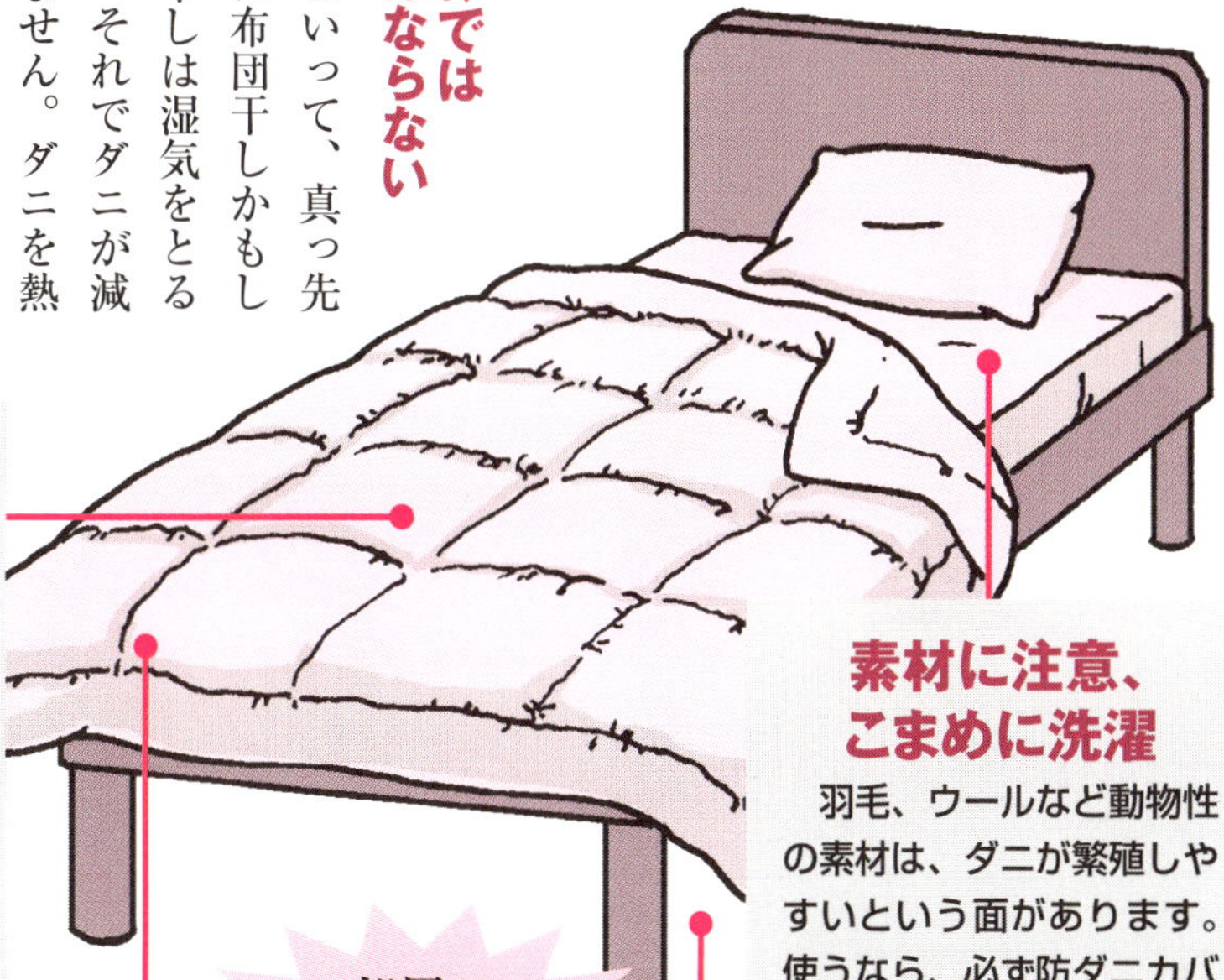

効果抜群! 布団掃除機

布団の繊維にもぐりこんでいるダニアレルゲンは、吸い込んで除去します。とくに布団専用の掃除機レイコップ®や、ダイソン®のハンディクリーナーは効果的。普通の掃除機の吸い込み口を布団専用のものに替えて使う方法もあります。

防ダニカバーを使う

ミクロガード®、マイトフリー®などの寝具カバーは、非常に細い繊維を高密度に織り上げたもの。布団や枕の中に潜むダニはもちろん、ダニの排泄物なども通り抜けられず、舞い散りません。

宿泊先にも持参すれば安心

帰省先などで、しまいこまれていた客用の布団を使い、症状が悪化するというケースもあります。勝手に手入れしにくければ、防ダニカバーを持参し、くるんでしまうのも一法です。

部屋の湿度にも要注意
(→54ページ)

素材に注意、こまめに洗濯

羽毛、ウールなど動物性の素材は、ダニが繁殖しやすいという面があります。使うなら、必ず防ダニカバーをかけましょう。

中綿がポリエステルのもの、綿のタオルケットなど、丸洗いできる素材のものを選び、こまめに洗濯するのがベストです。

ベッドの下にほこりをためない

ものを置かず、掃除機がけしやすくしておくことが、ほこりをためないポイントです。

症状をやわらげる①

適度なうるおいが症状を軽くする

花粉症やアレルギー性鼻炎の症状を強める要因のひとつが乾燥です。だからといって、部屋の湿度が高すぎればダニの増加も心配です。ほどほどの湿度を保つ工夫が必要です。

高すぎても低すぎても鼻の負担

外気の湿度は冬には低く、夏には高くなります。室内の湿度も放っておけば同じです。冬から春にかけては低湿度に、夏場は高湿度に注意してください。

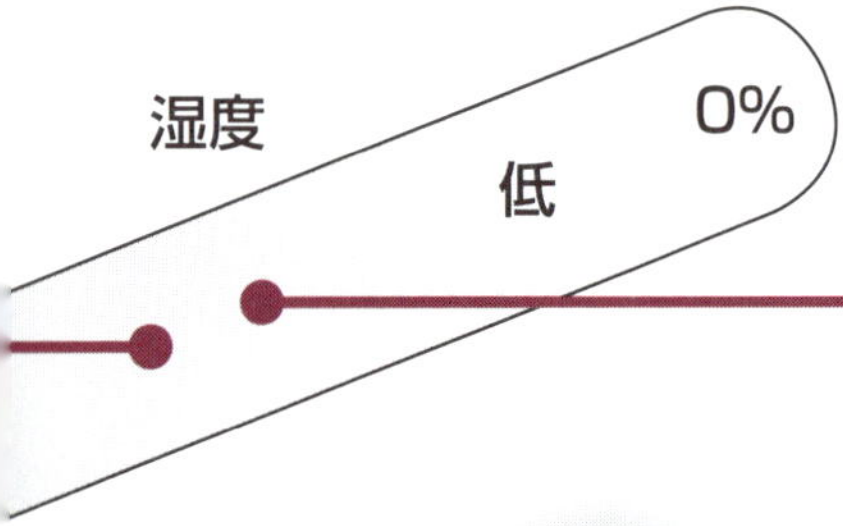

湿度
0%
低

アレルゲンが舞い上がる

室内が乾燥していると、室内に入り込んだ花粉や、もとからあるハウスダストなどが舞い上がり、症状が出やすくなります。

鼻粘膜が乾燥する

鼻の中がピリピリと痛む、鼻水が固まり無理に取ると出血する、鼻をかむと血がまじる――乾燥した時期にこんな症状があるときは乾燥性鼻炎かもしれません。粘膜が傷み、抵抗力が低下し、刺激にもより敏感になってしまいます。

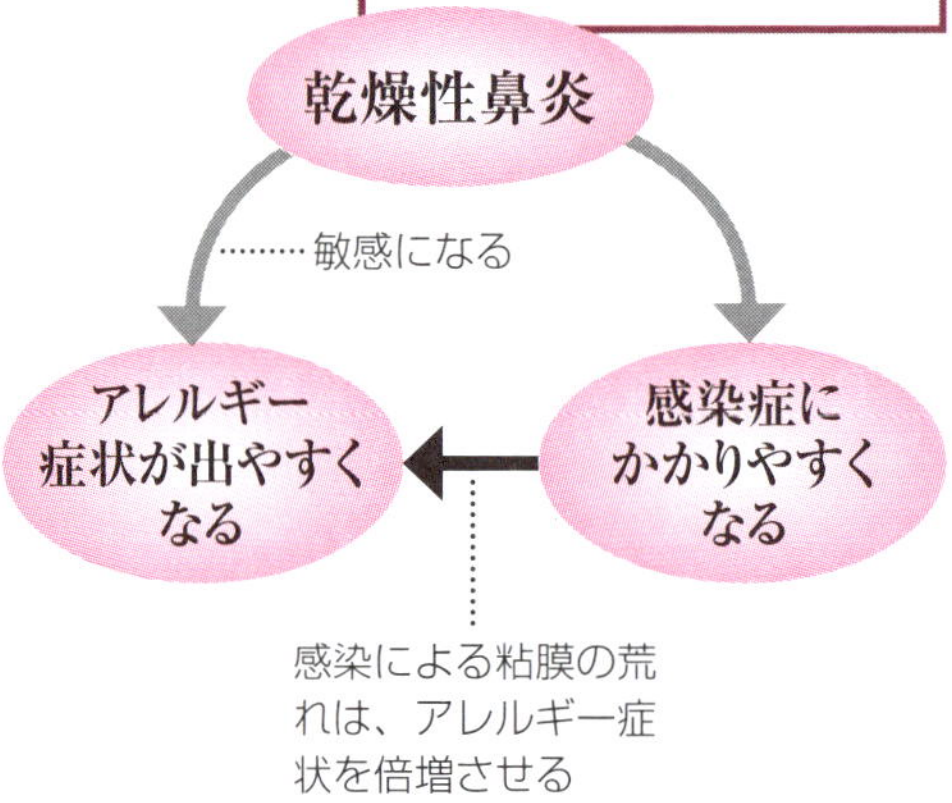

乾燥性鼻炎
敏感になる
アレルギー症状が出やすくなる
感染症にかかりやすくなる
感染による粘膜の荒れは、アレルギー症状を倍増させる

ダニが増えやすくなる

ダニは湿度が高めの環境を好みます。湿度が高く、気温も高くなる梅雨時《つゆどき》から夏場が繁殖のピーク。冬場の暖房・加湿のしすぎもダニを増やします。

カビも増える

なかにはカビがアレルゲンになっている子もいます。冬場、加湿しすぎで部屋のすみに結露が生じ、カビが発生していることも。

快適湿度を保つ工夫

鼻の乾燥を防ぐには、鼻に直接、水分を与えることと、鼻が吸い込む空気にうるおいを与えることが重要です。

乾燥ぎみのところでは鼻にスプレーを

外出先、戸外での活動時などは、湿度の調整ができません。乾燥が気になるときは、生理的食塩水（食塩0.9%：水100mlあたり0.9g）をスプレー容器に詰め、鼻の中にサッとひと吹きするようにするとよいでしょう。

ドライノーズ®スプレーなど、市販品を利用してもかまいません。

加湿器・除湿機を利用

室内の湿度は50%程度を保つのが快適とされています。加湿器・除湿機を上手に利用しましょう。ただし、どちらもかけすぎに注意。また、フィルターの掃除も定期的におこなってください。

就寝時もマスクをする

室内の乾燥が気になるとき、鼻づまりで口呼吸になってしまうときなどは、就寝中もマスクをするようにしましょう。呼気が逃げず、適度に湿り気を帯びた空気を吸えるので、症状が悪化しにくくなります。

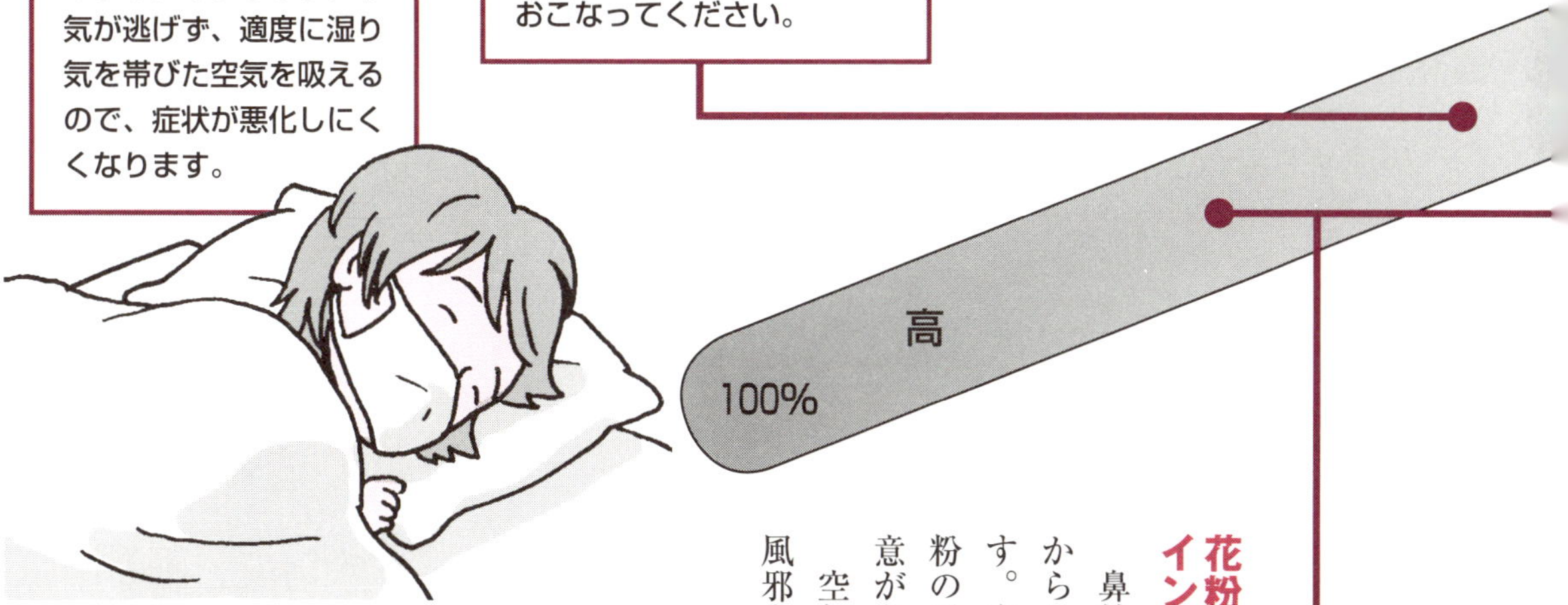

花粉症の時期にはインフルエンザにも注意

鼻粘膜は粘液でうるおっているからこそ、その機能を発揮できます。春先のまだ寒い時期、スギ花粉の飛散が始まる頃は、乾燥に注意が必要です。

空気が乾燥した状態が続くと、風邪を引き起こすウイルスや、インフルエンザウイルスも猛威をふるい始めます。乾燥により、鼻粘膜が本来の機能を発揮できないと、感染症にもかかりやすくなります。スギ花粉症のシーズンが、インフルエンザの流行時期と重なることもあります。シーズン前に予防接種を受けておくこと、うがい・手洗いを徹底することが大切です。

症状をやわらげる②

つらい症状には正しい応急処置が必要

極力アレルゲンを減らしても、薬を使っているときでさえ、症状は防ぎきれないときがあります。つらい症状があるときは、症状そのものに正しく対処していくことが必要です。

▼練習のしかた

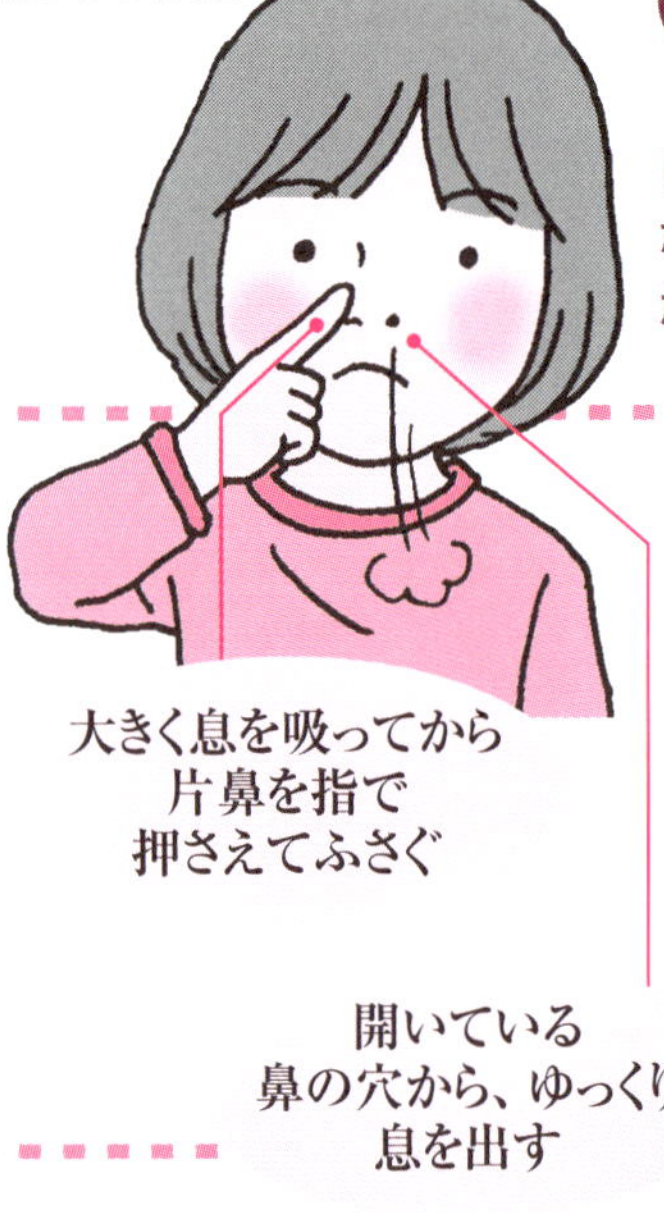

大きく息を吸ってから
片鼻を指で
押さえてふさぐ
開いている
鼻の穴から、ゆっくり
息を出す

安全な方法を身につけさせる

鼻をかまずにすすったり、目をこすったりしていると、症状をこじらせるもとにもなります。子ども自身に「どうすればよいか」を教えておきましょう。

鼻水

すすらせず片方ずつかませる

年齢が低い子どもは、上手に鼻をかめません。すすったり、逆に強くかみすぎたりしていると、耳を傷めたり、副鼻腔炎を起こすきっかけになったりもします。片方ずつ、適度な強さでかめるように練習させましょう。

鼻血

ティッシュを詰めると再出血しやすい

鼻血の多くは小鼻の内側の毛細血管からの出血です。血を飲み込むと不快感がありますので、やや顔を下向きにした状態で、つまむようにして血管を押さえておけば、多くは短時間のうちに止まります。

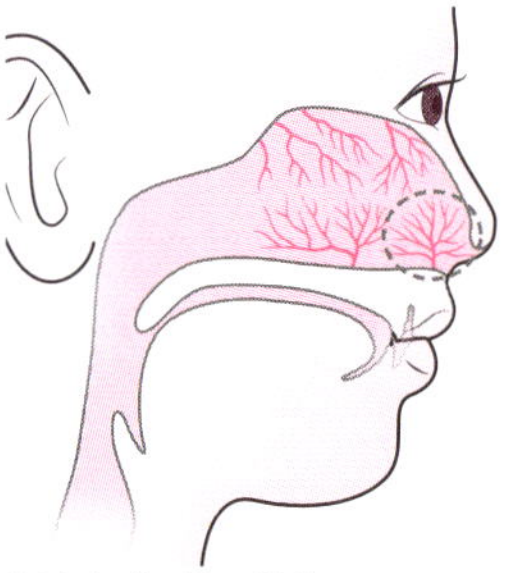
出血しやすい部位

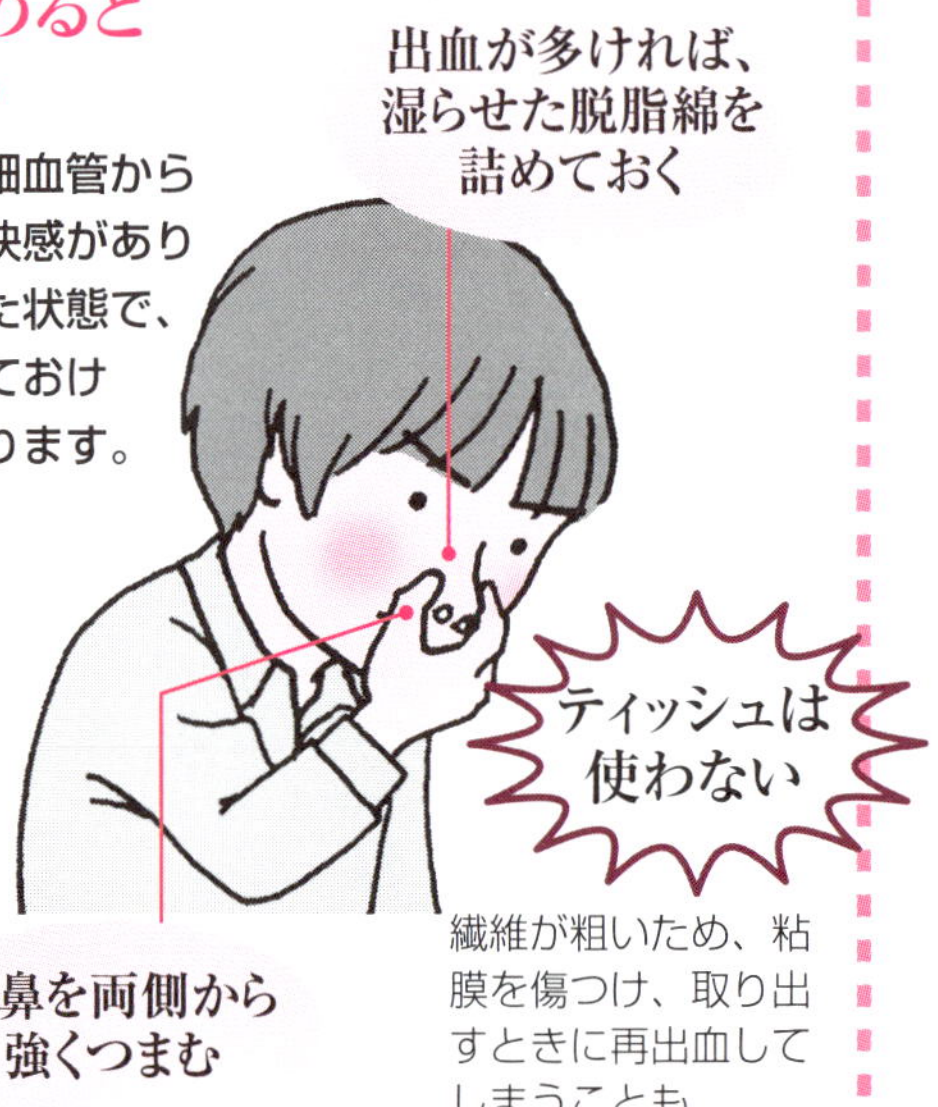

出血が多ければ、
湿らせた脱脂綿を
詰めておく
ティッシュは
使わない
小鼻を両側から
強くつまむ

繊維が粗いため、粘膜を傷つけ、取り出すときに再出血してしまうことも

誤った対応は症状をこじらせる原因に

花粉症やアレルギー性鼻炎の症状を悪化させる要因のひとつとして、症状そのものにうまく対応できていないことがあげられます。とくに小さな子どもは、大人が教えないかぎり、どう対応すればよいかわかりません。大人自身が正しい方法を学び、伝えるようにしていきましょう。

鼻うがい、目の洗浄はかえって悪化させることも

鼻や目に付着したアレルゲンは、洗顔で十分にとれます。鼻うがい、カップ式の眼洗浄剤の利用は子どもにはむずかしく、弊害も心配です。

【鼻うがい】
鼻に少しだけ水を入れてそのまま出す方法や、片鼻に水を流し込み、のどを通してもう片方の穴から水を出す方法があるが、水が耳のほうに流れ込んでしまうと耳を傷める危険がある。子どもにはすすめられない

【目の洗浄】
市販されているカップ式の眼洗浄剤は、安易に使うと目のまわりの汚れや花粉が目の中に入り、目の表面を傷つけてしまうおそれがある。使用するなら、必ず顔をよく洗ってからにする

鼻づまり　ホットタオルで蒸気を吸わせる

蒸しタオルの蒸気を吸わせると鼻が通りやすくなります。濡らしたタオルをレンジで温めれば手軽です。

鼻の両脇に貼り、小鼻を持ち上げて空気の通り道をつくる「鼻腔拡張テープ」も市販されていますが、連日の使用でかぶれる例もあるので、なるべく使わないようにします。鼻うがいもやめておきましょう。

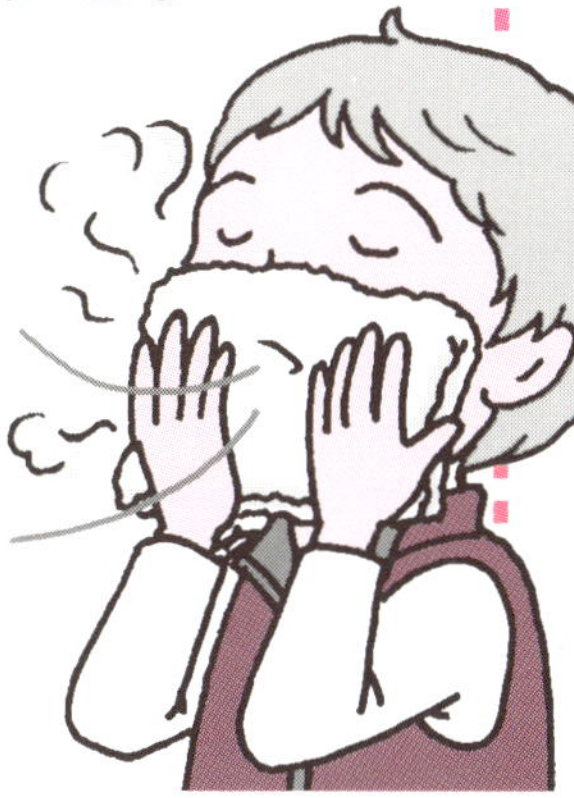

ミントの香りでより効果的に

ミントなど清涼感のある香りを加えると、より効果的。タオルに1～2滴、エッセンシャルオイルを垂らしておくとよい

目のかゆみ　冷たいタオルで全体をおおう

かゆみは冷やすと楽になります。洗顔のあと、氷水で濡らして絞ったタオルを当ててみましょう。

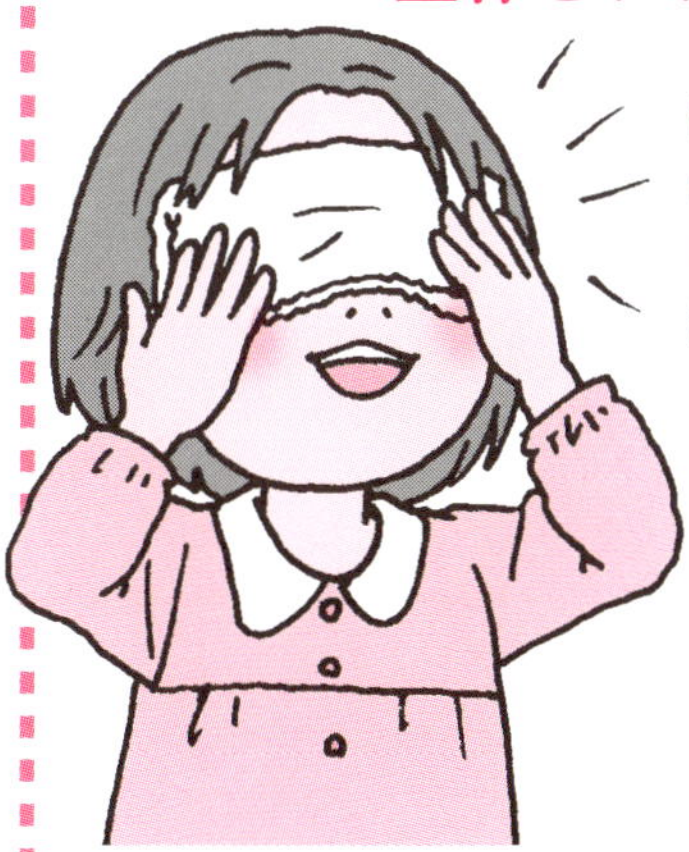

症状をやわらげる③

ワセリンの活用で一石二鳥の効果あり

ドラッグストアなどで簡単に購入できるワセリンが、じつはアレルゲンから身を守るときの助けになります。子どもにも安心して使えるものなので、活用していきましょう。

ワセリンに期待できる効果

皮膚の表面には、異物の侵入や水分の蒸発を防ぐバリア機能があります。ワセリンには、皮膚のバリア機能を補う役割があります。

アレルゲンの付着を防ぐ

鼻のまわり、鼻の入口、目のまわりなどに塗っておけば、ワセリンにアレルゲンが付着し、粘膜への侵入を阻止できます。

保湿効果で皮膚、粘膜の乾燥を防ぐ

ワセリンは保湿剤として医療現場でも使われるもの。鼻のかみすぎで鼻の下が赤くなっているときや、洗顔・入浴のあとも皮膚のかゆみが残っているときなどは、ワセリンを薄く塗っておきましょう。

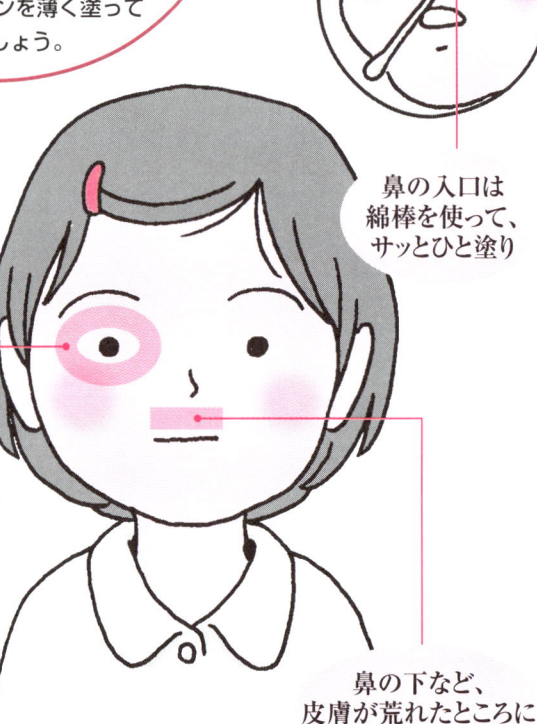

鼻の入口は綿棒を使って、サッとひと塗り
目の部分はまわりだけ。粘膜に入り込まないようにする
鼻の下など、皮膚が荒れたところに薄く塗る

「補助的なもの」と心得ておく

ワセリンの効果が注目されています。実際、上手に使えば不快な症状をやわらげる一助になります。けれど、ワセリンを塗るだけで、アレルゲンから目や鼻を守れるわけではありません。マスクやメガネとの併用で、はじめて効果があると考えておきましょう。

また皮膚症状がひどいときには、ワセリンだけではおさまらないこともあります。医師に塗り薬を処方してもらいましょう。

塗るタイプの専用製品はお好みしだい

塗るだけでマスクのようにアレルゲンをカットできる――そんなふれこみで、各種の商品が販売されています。使用感などが気に入っているのであれば、こうした商品を活用してもかまいません。メントールなど、清涼感のある成分を添加しているものもあります。

ただし、アレルゲン回避の対策として補助的な手段であることは、ワセリンと同様です。

タイプ	主成分	特徴
鼻の中に塗る	精製長鎖炭化水素	ワセリンと同様の成分。アレルゲンを吸着し、粘膜への侵入を防ぐ
鼻の外側に塗る	水溶性陽電子帯電ポリマー	電気的な反発力を利用して、アレルゲンの侵入を防ぐとされている

ワセリンにもいろいろある

ワセリンは石油を原料につくられる油脂の一種。精製度の違いでいくつかのタイプがあります。効果に大きな違いはありませんが感触には差があり、精製度の高いものほど値段は高めです。

精製度 低 ↕ 高

ワセリン
薄い黄色。べたつきが強い。ヴァセリン®の商品名で市販されている

白色ワセリン
もっともよく使われるもの。その名のとおり白い色。市販されている

プロペト
処方薬として用いられることもある。ドラッグストアなどでは入手しにくい

サンホワイト
精製度が高く、さらっとした感触。市販されている

症状をやわらげる④

代替医療の効果は試す側の信念しだい

子どもに薬を使い続けるのはなんとなく不安。食べたり、飲んだりすることで症状が楽になるのなら試してみたいと考えている人も多いかもしれません。果たしてその効果は？

人気の方法のいろいろ

花粉症・アレルギー性鼻炎の代替医療として多くみられるものとして、次のようなものがあります。

▼乳酸菌の効果を調べる試験の結果

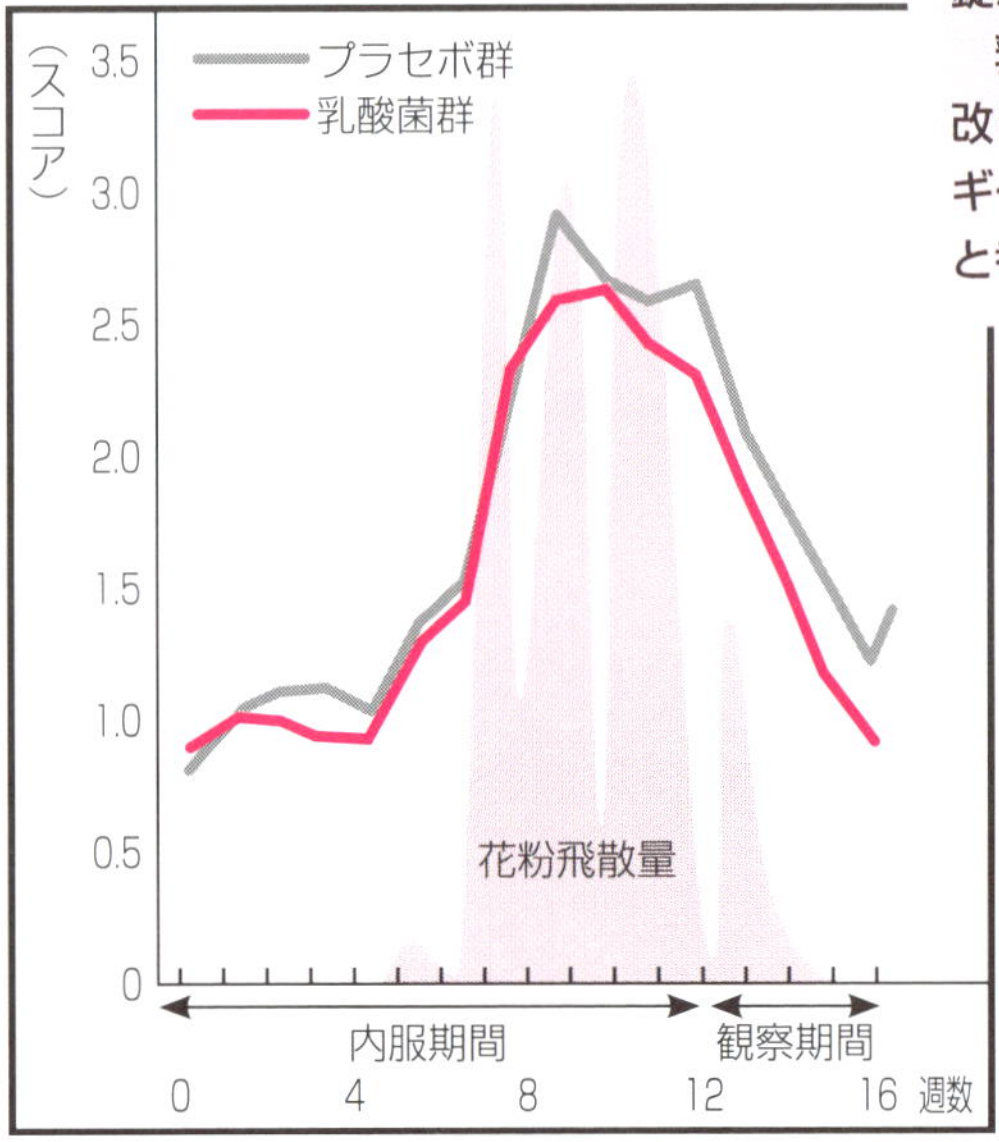

服用期間が長くなるにつれ、徐々に症状緩和効果がみられた

（米倉修二ら：MB ENT, 149：45-51, 2013による）

ヨーグルト／乳酸菌飲料など

ヨーグルトや乳酸菌飲料、大量の乳酸菌をとれる乳酸菌錠が人気です。

乳酸菌は、免疫バランスを改善させることで、アレルギー反応を起こしにくくすると考えられています。

甜茶《てんちゃ》

中国茶のなかでも、とくに甘みをもつお茶の総称で、抗アレルギー作用があるといわれています。ただ、その効果を調べた試験では、明らかに効果があるとまではいえないようです。

▼症状改善度の比較

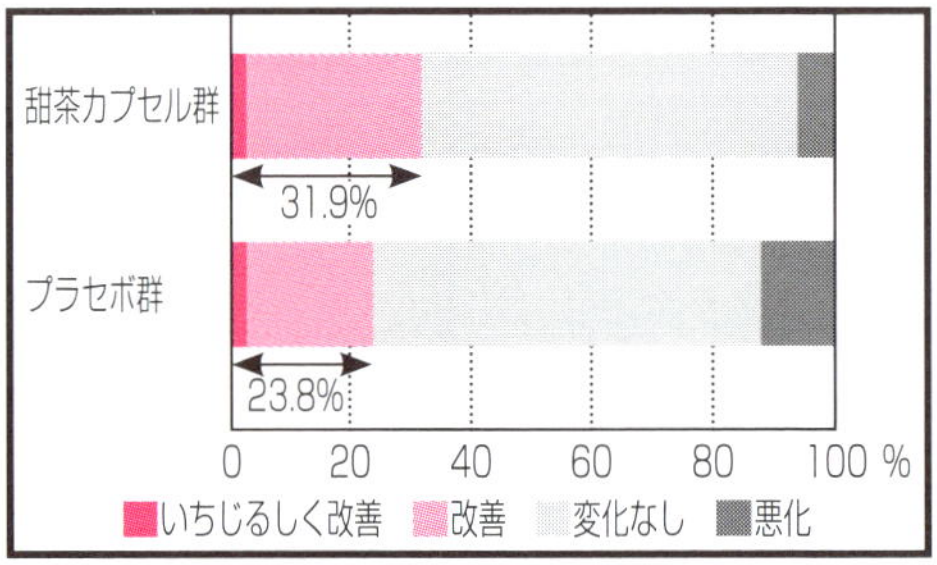

甜茶の成分を抽出した甜茶カプセルを４週間服用した場合、「改善した」と感じる人がやや増える傾向がみられた

（米倉修二ら：MB ENT, 149：45-51, 2013による）

その他の茶類

花粉症の症状をやわらげるといわれる茶類には、ほかにもハーブ、シジュウム、ドクダミ、柿の葉、べにふうきなどがあります。

その他

市販の各種健康食品は、基本的に成人向けのもの。子どもへの使用は考慮していないものもあるので、積極的にはすすめられません。

とくにスギ花粉入りの健康食品は、摂取したことでショック症状を起こした人がいます。安易な利用は危険です。

漢方

小青竜湯《しょうせいりゅうとう》には、鼻づまりを解消する効果があるといわれています。漢方薬局などで購入できますが、副作用もあるため、できれば医師の処方のもとで使うほうが安心です。

ミントガム

ミントの香りには、一時的に鼻づまりを解消する効果が認められています。神経系の働きに関与すると考えられています。

シソ

花粉症に効くといわれ、シソジュースなどとして利用する人も。

アロマテラピー

アロマポット、塗り薬などで、清涼感のある香りを利用します。

鼻スチーム療法

市販されている家庭用の小型吸入器は、生理的食塩水を細かな霧状にして吸い込むもの。ホットタオル（→57ページ）でも代用できます。

いやがるようなら無理強いは禁物

症状改善をはかるために医療以外の方法、つまり代替医療を試した人から、「よく効いた」という話を見聞きすることもあるでしょう。ただ、いずれの方法も、科学的に医薬品と同等の効果があるとはいえないようです。

とはいえ、医薬品の効果を確かめる試験では、プラセボと呼ばれる薬理作用のない薬でも、「よく効く薬」と信じて使っていると一定の改善効果が認められることがあります。子ども自身がいやがらずにできるのであれば、試してみてもよいでしょう。逆にいえば、個人の体験を鵜呑みにして、いやがる子どもに無理強いすべきものではありません。

▼アレルギー性鼻炎の人が受けた代替医療の種類

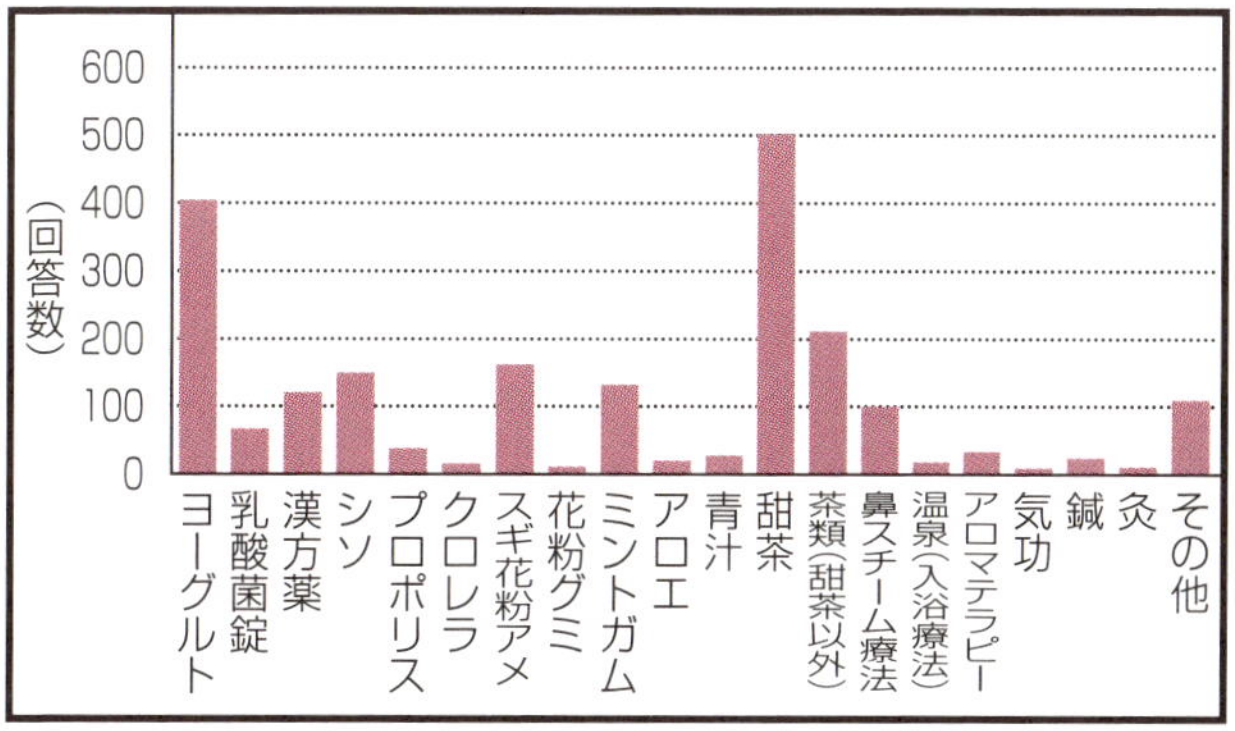
(回答数)
600
500
400
300
200
100
0
ヨーグルト
乳酸菌錠
漢方薬
シソ
プロポリス
クロレラ
スギ花粉アメ
花粉グミ
ミントガム
アロエ
青汁
甜茶
茶類(甜茶以外)
鼻スチーム療法
温泉(入浴療法)
アロマテラピー
気功
鍼
灸
その他

(N=6679)

（厚生労働省ホームページによる。項目の一部をまとめて表記）

COLUMN

症状がひどいときこそ生活全体を整えたい

生活リズムの乱れは免疫のバランスを崩す

とくに大人の患者さんでよくみられることですが、寝不足や過労が続いているときには症状が悪化しやすくなります。睡眠や食事など、生活リズムが乱れると、免疫の働き方のバランスも崩れてしまうからです。

生活習慣の乱れは子どもでもみられます。ふだんから就寝時間が遅い子が、鼻づまりのためにぐっすり眠れない。朝、起きられず、きちんと朝食がとれない。帰ってくると、おやつをたくさん食べて、夕飯時にはおなかがいっぱい――そんな生活をくり返していれば、ますます症状は悪化してしまいます。

生活に影響するようなひどい症状は薬でコントロールしながら、規則正しい生活を心がけていきましょう。

▼見直してみよう

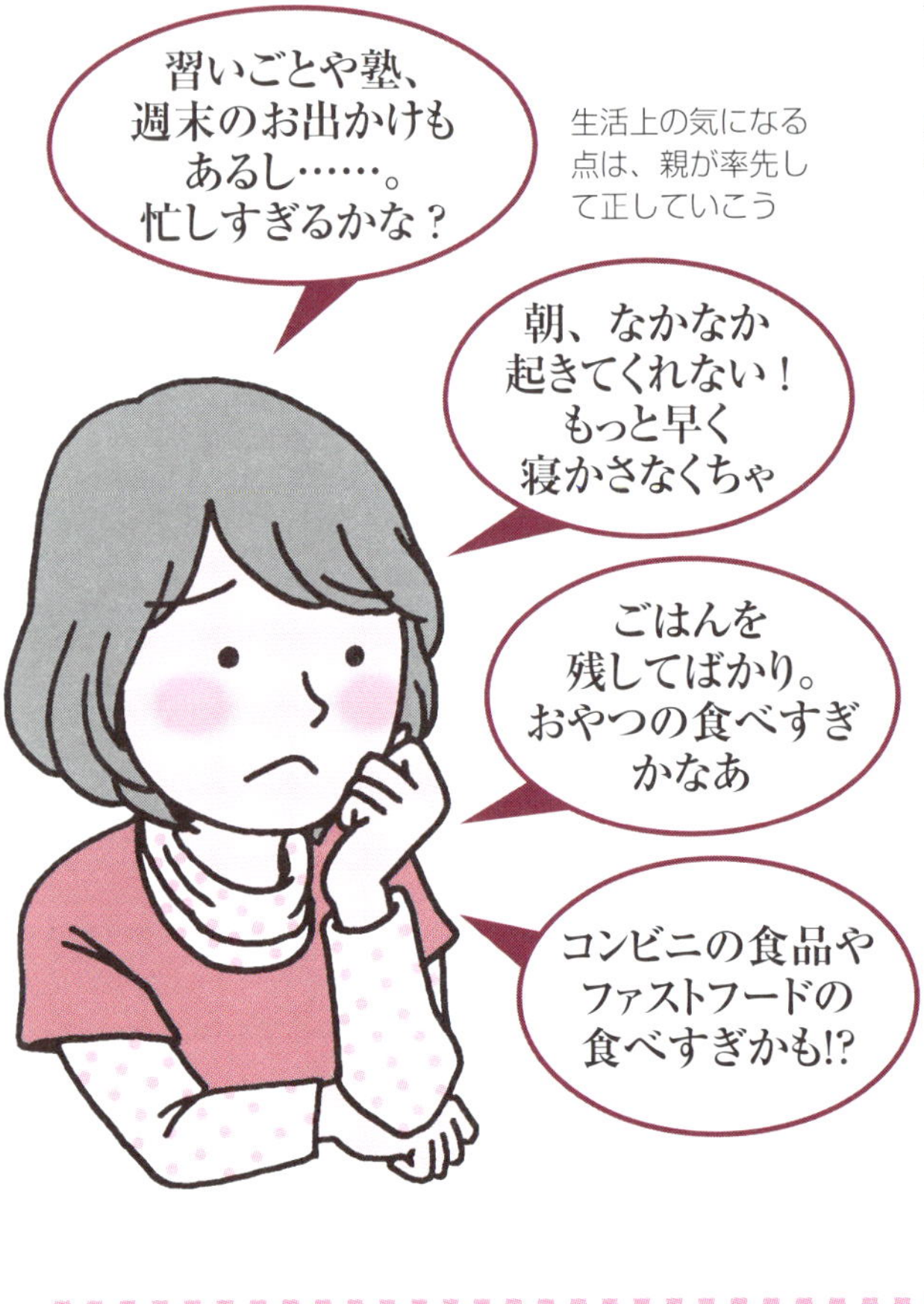
習いごとや塾、週末のお出かけもあるし……。忙しすぎるかな？
朝、なかなか起きてくれない！もっと早く寝かさなくちゃ
ごはんを残してばかり。おやつの食べすぎかなあ
コンビニの食品やファストフードの食べすぎかも!?

生活上の気になる点は、親が率先して正していこう

4

正しく使おう 症状を抑える薬

アレルゲンを減らすことは大切ですが、限界があります。
症状が強いときには、やはり薬の助けが必要です。
症状を出にくくしたり、つらい症状をやわらげたりする薬には、
さまざまなタイプがあります。
症状に合った薬を適切なタイミングで使うことが、
最小限の量の薬で、症状をコントロールする秘訣です。

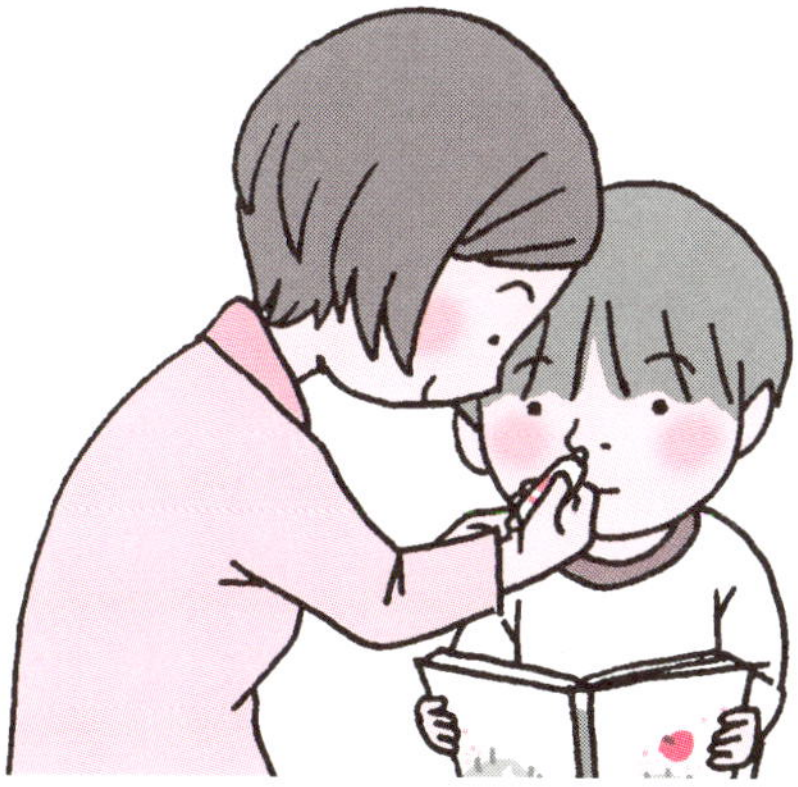

薬物療法の基本①

内服薬、点鼻薬、目薬の三点セットが一般的

花粉症・アレルギー性鼻炎の治療薬には「飲む薬」「鼻にさす薬」「目にさす薬」の三つの剤型があります。治療薬の剤型別に、使用上のポイントをみていきましょう。

症状、年齢にあわせて医師の処方を受ける

アレルゲンがなんであれ、アレルギー性鼻炎の治療に用いられる薬は共通しています。

薬の種類はいくつかありますが、アレルギー反応を抑制する内服薬を基本に、必要に応じて点鼻薬や目薬（点眼薬）を追加したり、薬の種類を変えたりしていくのが一般的です。症状の出方や強さ、年齢などによって薬の組み合わせは変わりますので、市販薬でやり過ごすより、医師の処方を受けたほうが安心です。

注意したいのは、適切な薬を処方されても、指示されたとおりに使わなければ効果は得られないということです。子ども自身に薬の管理をまかせても、なかなかうまくいきません。まわりの大人がしっかり管理し、適切に使っていけるようにサポートすることが必要です。

飲ませ方、使い方のポイント

鼻や目に薬をさすのも薬を飲むのも、低年齢の子どもにとっては簡単なことではありません。上手な使い方を、まわりの大人が心得ておきましょう。

点鼻薬

鼻の症状が強いときに処方されます。スプレー式の液剤で、花粉症やアレルギー性鼻炎ではよく使われる薬です。ある程度の年齢になれば子どもが自分で扱えますが、慣れないうちは大人が点鼻するのが確実でしょう。

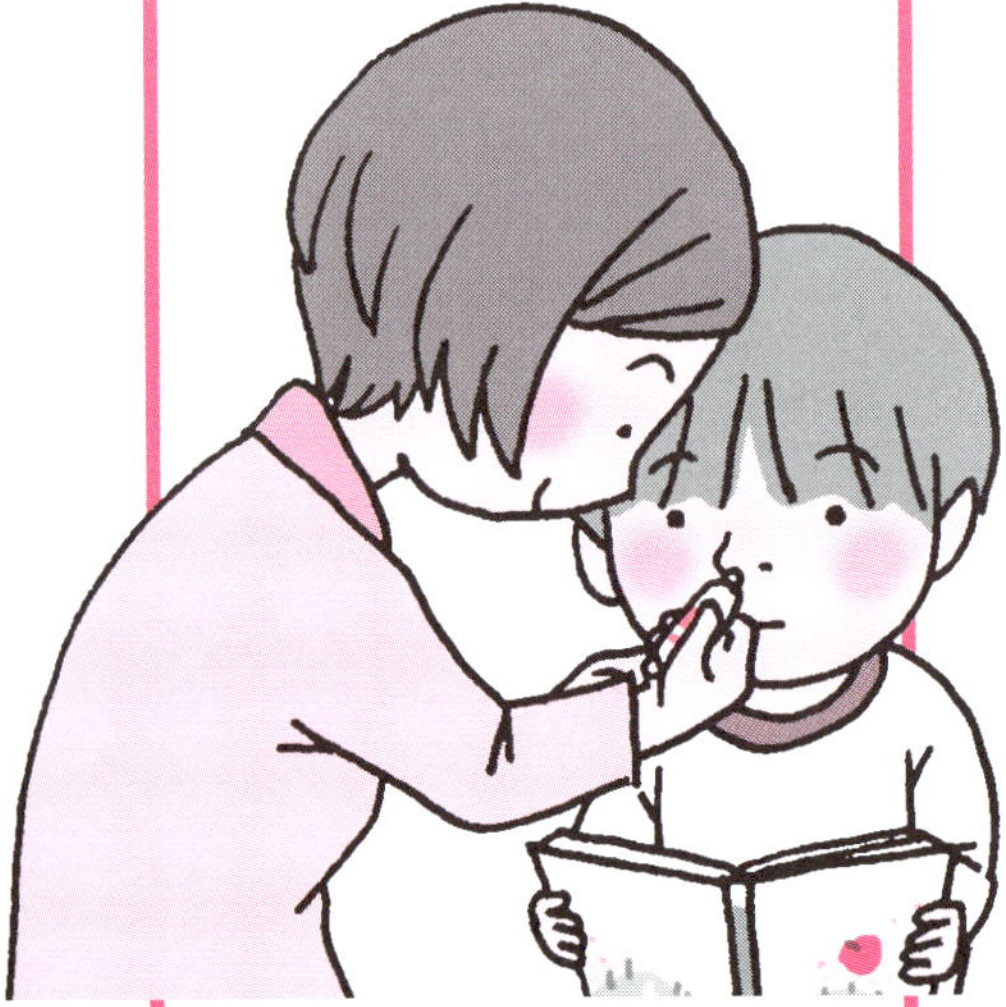

鼻をかませたあと、子どもに絵本をみせたりして、ややうつむきにさせ、大人が片鼻ずつスプレーをする

内服薬

低年齢の子どもは、かたい錠剤はうまく飲み込めないことがあります。子どもでも飲みやすい剤型のものもありますので、不安があれば医師にひとこと相談してみてください。

シロップ	甘みが添加された液体状の薬。そのまま飲ませる
ドライシロップ	甘みが添加された粉薬。水などに溶かして飲ませるのが一般的だが、そのまま口に入れてもよい
顆粒・細粒	いわゆる粉薬。水に溶けにくいものもある
OD錠・レディタブ錠	錠剤だが、口の中に入れるとさっと溶けるため、水なしでも飲める

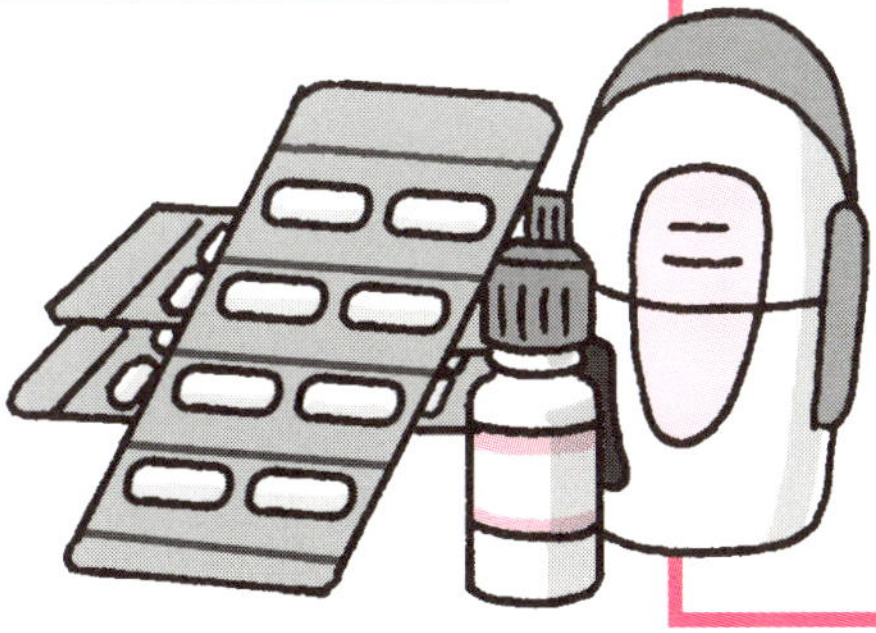

点眼薬

目のかゆみなどが強いときに処方されます。

子どもは、点眼容器が近づくと顔をそむけたり、目をかたくつぶってしまったりして、うまく点眼できないことがあります。低年齢の子には、大人が点眼するようにしましょう。

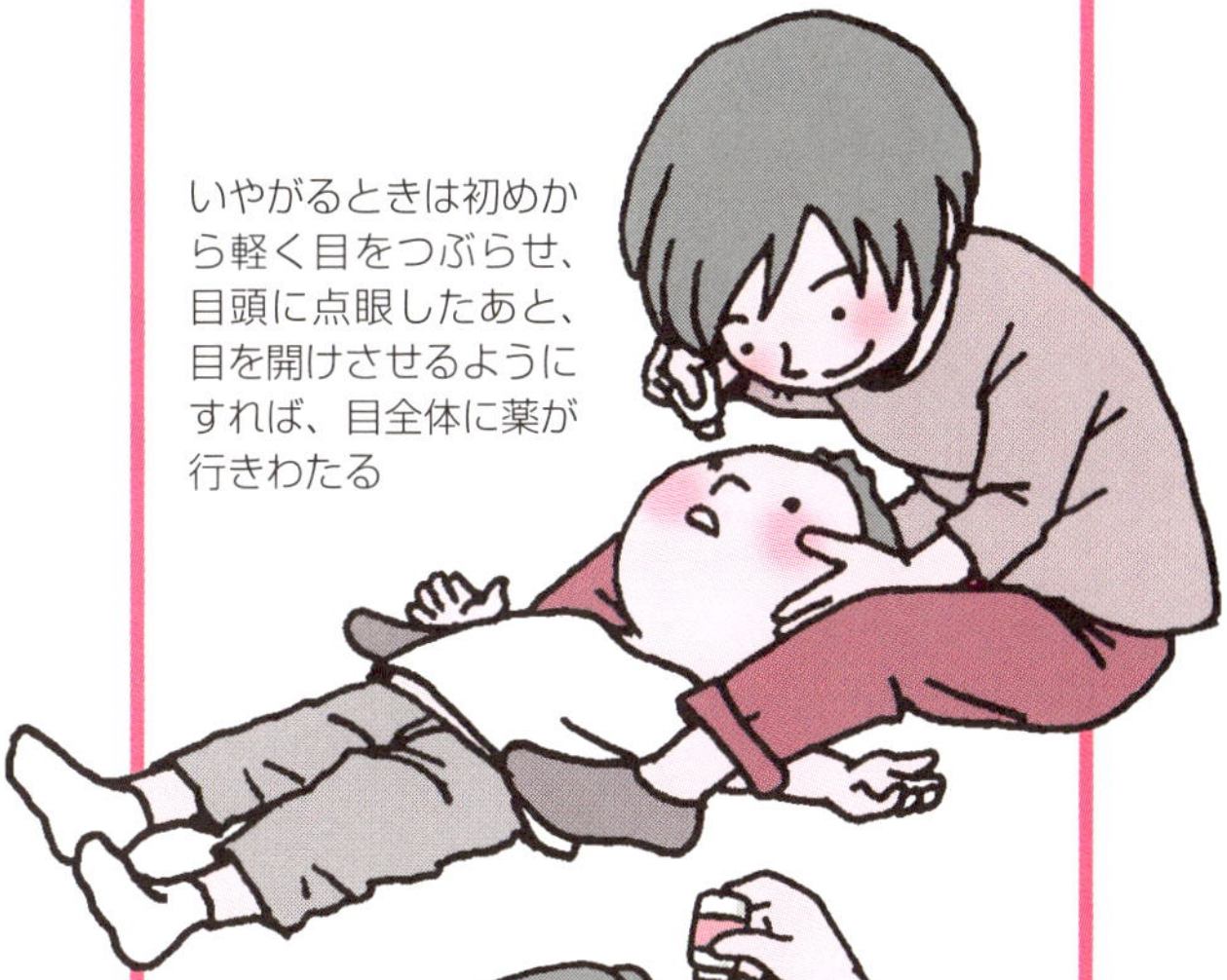

いやがるときは初めから軽く目をつぶらせ、目頭に点眼したあと、目を開けさせるようにすれば、目全体に薬が行きわたる

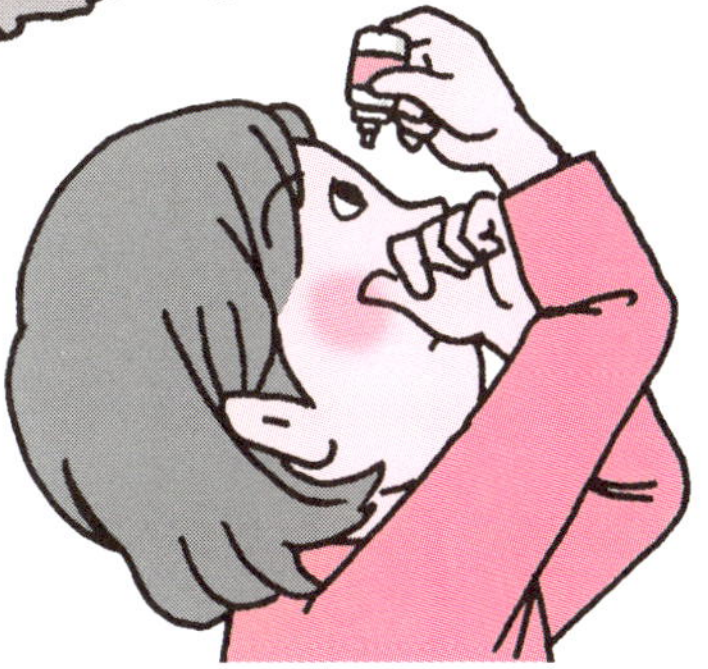

自分でできるようになったら、一方の手でげんこつをつくり、その上から容器をもつ手を当ててさすようにするとはずしにくい

免疫の攻撃をあの手この手でなだめる

アレルギー症状には、さまざまな免疫細胞や、免疫細胞がつくりだす物質がかかわっています。症状を抑え、炎症を予防・治療するのが薬物療法の目的です。

抗ヒスタミン薬やステロイド薬を使う

アレルギー症状を放っておくと、粘膜の過敏性が増してアレルギー反応が起きやすくなり、ますます症状が悪化していくという悪循環に陥りがちです。

まずは抗ヒスタミン薬など、アレルギー症状を生み出す流れの一部を止めたり、抑えたりする働きをもつ薬を使って症状をやわらげ、炎症を起こさないようにします。薬の種類によって作用のしかたは違いますが、まとめて抗アレルギー薬と呼ぶこともあります。

炎症が抑えきれず、ひどくなっているようなら、炎症そのものを抑える作用の強いステロイド薬も使用します。

アレルギー症状は長引きやすい

花粉症・アレルギー性鼻炎の症状は、アレルゲンに触れた直後に現れるだけでなく、その後もなかなか消えません。最初の反応を引き金に、免疫にかかわるさまざまな細胞が活動を始め、炎症を引き起こすからです。

▼アレルギー症状が継続する理由

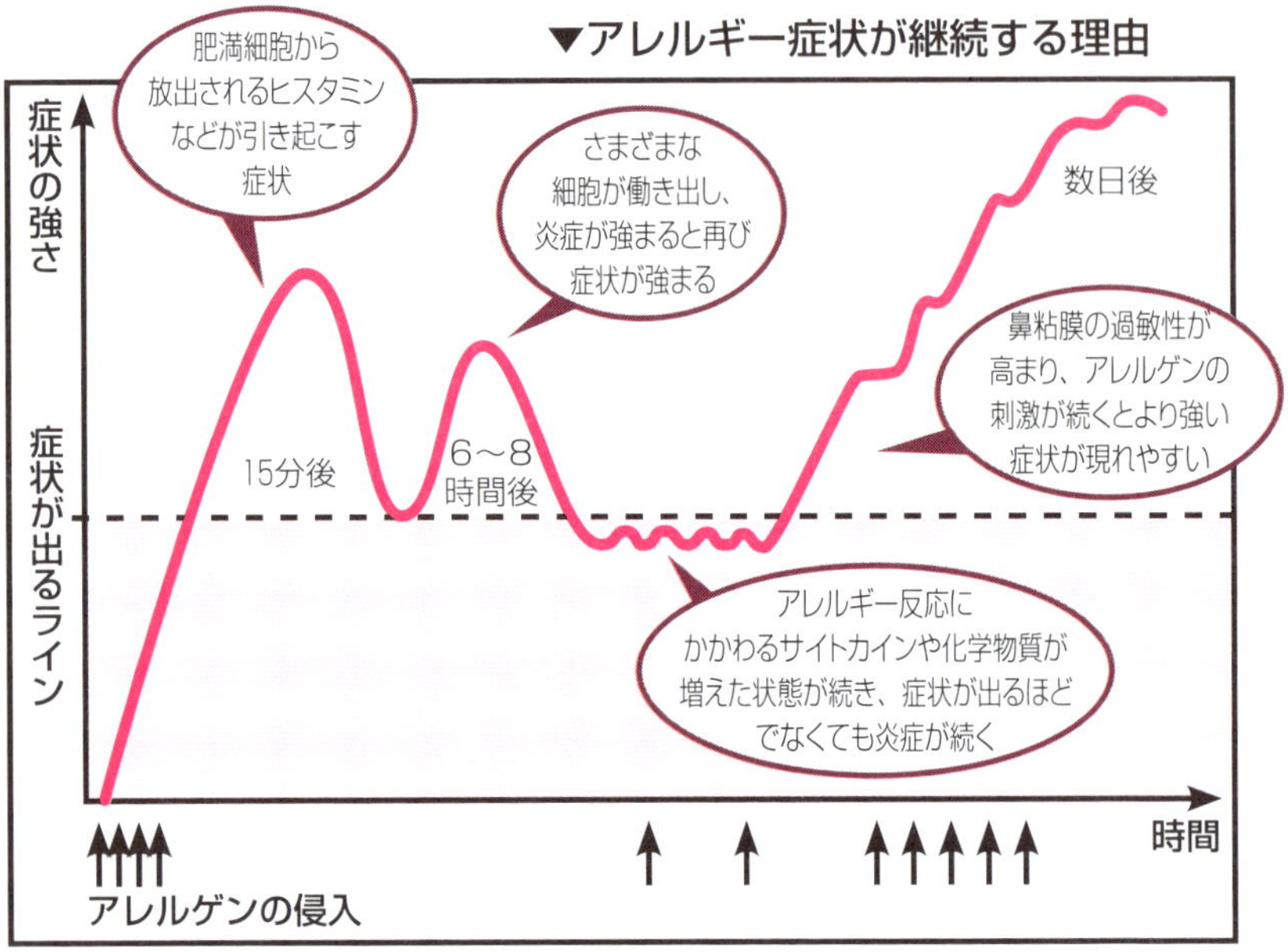
症状の強さ
症状が出るライン
肥満細胞から放出されるヒスタミンなどが引き起こす症状
15分後
さまざまな細胞が働き出し、炎症が強まると再び症状が強まる
6〜8時間後
アレルギー反応にかかわるサイトカインや化学物質が増えた状態が続き、症状が出るほどでなくても炎症が続く
鼻粘膜の過敏性が高まり、アレルゲンの刺激が続くとより強い症状が現れやすい
数日後
時間
アレルゲンの侵入

薬の種類によって働き方は違う

アレルギー治療薬にはいくつかの種類があり、それぞれ働き方が違います。個々の薬の特徴や使い方、副作用については68-73ページを参照してください。

内 …内服薬 **鼻** …点鼻薬 **眼** …点眼薬

抗ヒスタミン薬 内 鼻 眼

ヒスタミンは、神経に働きかけてくしゃみ、鼻水、鼻づまりなどの症状を引き起こす物質。ヒスタミンの作用を阻止するのが抗ヒスタミン薬です。古くから使われてきた第１世代のものと、より副作用が少ない第２世代のものがあります。

受容体拮抗薬（抗ロイコトリエン薬、抗トロンボキサン薬） 内

ロイコトリエン、トロンボキサンが鼻粘膜の血管の受容体にくっつくと、血管が広がり鼻づまりが生じやすくなります。受容体拮抗薬は、これらの物質を受容体が受け取らないようにして、鼻づまりを改善します。

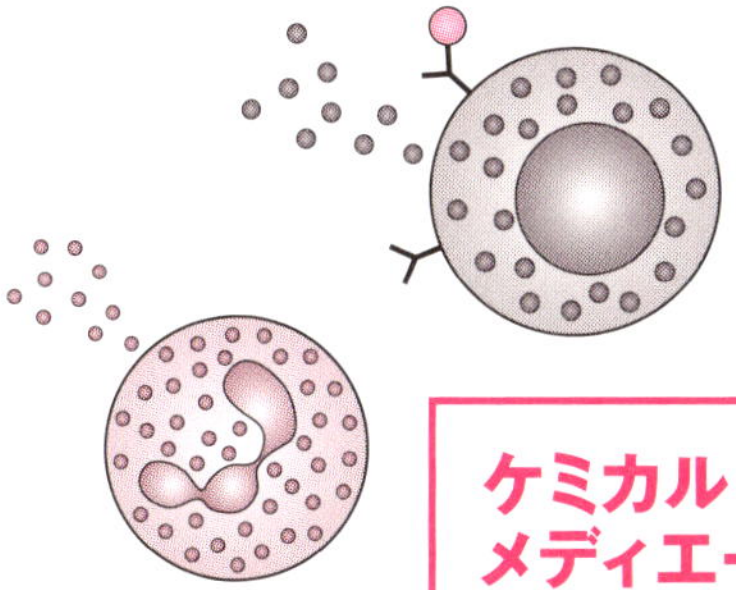

ヒスタミン、ロイコトリエン、トロンボキサンなど、肥満細胞や好酸球が出す化学物質をまとめてケミカルメディエーターという

ケミカルメディエーター遊離抑制薬 内 鼻 眼

肥満細胞から症状の原因となる化学物質が離れないよう、封じ込めておく薬です。効き目はマイルドですが、使い続けるうちに効果が高まり、副作用も少ないのが特徴です。

Th2サイトカイン阻害薬 内

アレルギー反応にかかわるTh2細胞（→81ページ）から出される各種のサイトカインの分泌を抑えることで、アレルギー反応を抑制します。子どもの場合、アレルギー性鼻炎だけでは使えませんが、ぜんそくの治療に用いられることがあります（→74ページ）。

サイトカインは免疫細胞から分泌されるタンパク質。Th2 細胞が分泌するサイトカインは、B 細胞に IgE 抗体をつくらせたり、好酸球の働きを高めたりしている

ステロイド薬 鼻 眼 まれに内

強力な抗炎症作用があり、即効性があります。アレルギー反応を含め、免疫の働きそのものを抑制する作用もあります。

点鼻薬、点眼薬として局所的に用いることが大半です。

治療の進め方

症状が強くなる前からの服薬が理想的

アレルギー症状を抑える薬の多くは、効果が出てくるまでに時間がかかります。症状がひどくなる前に使い始め、アレルギー性の炎症を強める免疫のネットワークを断ち切りましょう。

花粉症は初期療法が大切

スギ花粉、ヒノキ花粉の飛散時期は予報されます。飛散前から薬物療法を開始しましょう。とくにヒノキ花粉は、飛散量が少なくても症状が強くなり、のど、鼻や顔のかゆみ、せきなどがひどくなることもあります。「少ない」という予報でも事前の備えが必要です。

理由1
発症を遅らせることができる
症状の原因となる物質を増やさないようにすることで、少々のアレルゲンでは症状が出ない

▼初期療法

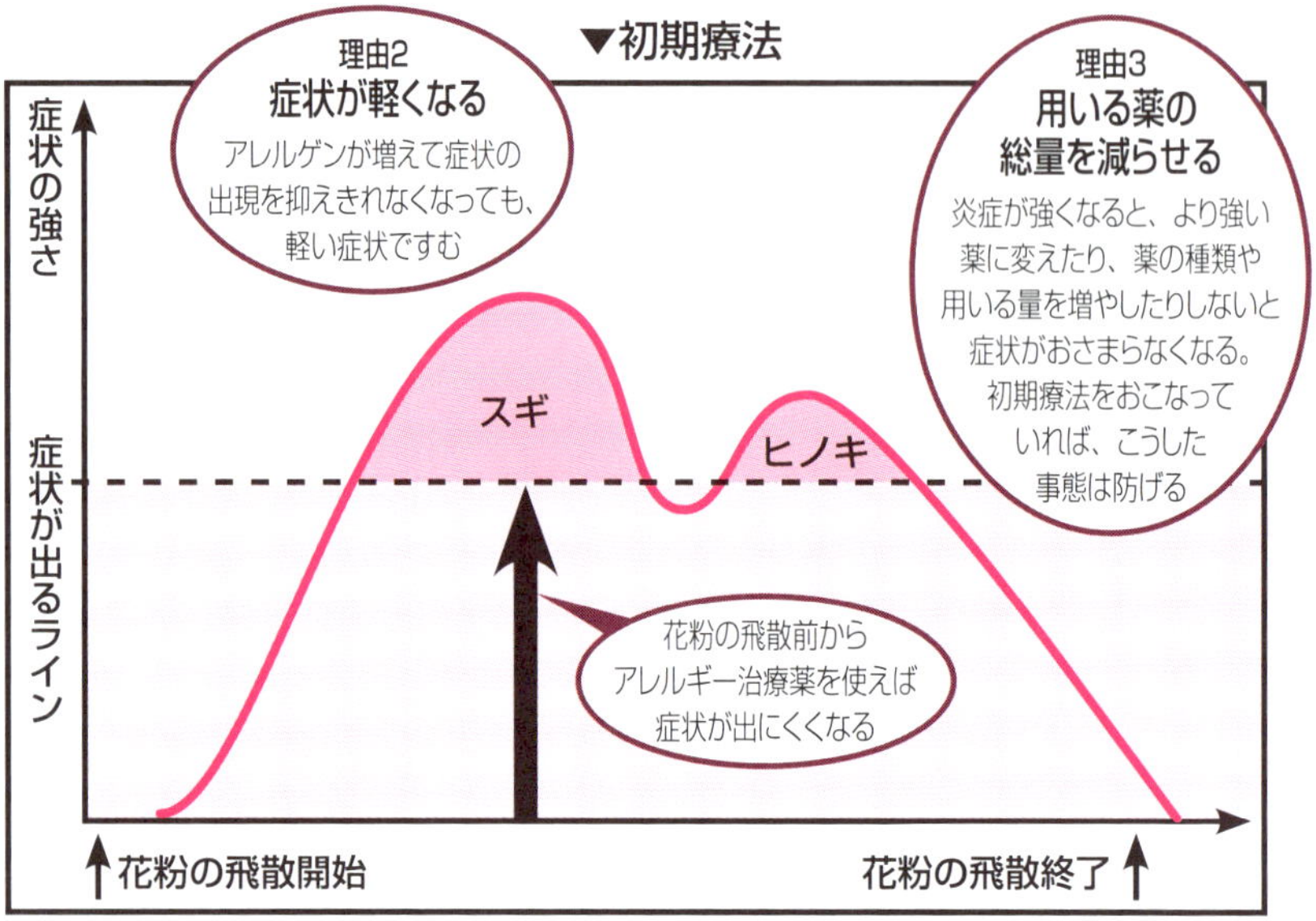

理由2
症状が軽くなる
アレルゲンが増えて症状の出現を抑えきれなくなっても、軽い症状ですむ
理由3
用いる薬の総量を減らせる
炎症が強くなると、より強い薬に変えたり、薬の種類や用いる量を増やしたりしないと症状がおさまらなくなる。初期療法をおこなっていれば、こうした事態は防げる
症状の強さ
症状が出るライン
スギ
ヒノキ
花粉の飛散前からアレルギー治療薬を使えば症状が出にくくなる
花粉の飛散開始
花粉の飛散終了

薬物療法は早め、軽めのうちから開始

花粉症の場合、「そろそろ始まる」とわかっていても、症状がひどくなるまで受診を先延ばしにする人が少なくありません。「なるべく薬は使いたくない」という思いがあるかもしれませんが、ひどくなってしまった症状を抑えるためには、余計に薬を使わなければなりません。診断がついていれば、シーズンの始まる前に受診し、薬物療法を始めるのがベストな対応です。

通年性アレルギー性鼻炎の場合も、症状がひどくなりすぎないうちに薬を使い始めます。軽症のうちなら最小限の薬で症状を抑えられます。

症状の出方と薬の選択の目安

医師に適切な薬を処方してもらいましょう。

抗ヒスタミン薬を含め、症状を出にくくする薬が十分に効果を発揮するまでには使用開始から１～２週間かかります。早め、軽めのうちに飲み始めることが大切です。

軽症：くしゃみ、または鼻をかむ回数が１日１～５回で、鼻づまりはないか、あっても軽い

中等症：くしゃみ、または鼻をかむ回数は１日６～10回、あるいは鼻づまりがやや強い

重症：くしゃみ、または鼻をかむ回数は1日11～20回、あるいは鼻づまりが非常に強い

最重症：くしゃみ、または鼻をかむ回数が１日21回以上、または１日中完全に鼻がつまっている

<table>
<tr><th></th><th></th><th colspan="2">花粉症</th><th>通年性アレルギー性鼻炎</th></tr>
<tr><th>重症度</th><th>病型</th><th colspan="2">治療</th><th>治療</th></tr>
<tr><td>初期療法</td><td></td><td colspan="2">①第２世代抗ヒスタミン薬
②遊離抑制薬（ケミカルメディエーター遊離抑制薬）
③抗ロイコトリエン薬
④抗トロンボキサン薬
⑤Th2サイトカイン阻害薬
●くしゃみ・鼻水型には①、②、鼻づまり型には③、④、⑤のいずれか１つ</td><td></td></tr>
<tr><td>軽症</td><td></td><td>①第２世代抗ヒスタミン薬
②点鼻用ステロイド薬
●①と点眼薬で治療を開始し、必要に応じて②を追加</td><td rowspan="3">点眼薬（抗ヒスタミン薬または遊離抑制薬）</td><td>①第２世代抗ヒスタミン薬
②遊離抑制薬
③Th2サイトカイン阻害薬
●①、②、③のいずれか１つ</td></tr>
<tr><td rowspan="2">中等症</td><td>主にくしゃみ・鼻水</td><td>第２世代抗ヒスタミン薬+
点鼻用ステロイド薬</td><td>①第２世代抗ヒスタミン薬
②遊離抑制薬
③点鼻用ステロイド薬
●①、②、③のいずれか１つ。必要に応じて①または②に③を併用</td></tr>
<tr><td>鼻づまりが強い</td><td>抗ロイコトリエン薬または抗トロンボキサン薬+
点鼻用ステロイド薬+
第２世代抗ヒスタミン薬</td><td>①抗ロイコトリエン薬
②抗トロンボキサン薬
③Th2サイトカイン阻害薬
④点鼻用ステロイド薬
●①、②、③、④のいずれか１つ。必要に応じて①、②、③に④を併用</td></tr>
<tr><td rowspan="2">重症・最重症</td><td>主にくしゃみ・鼻水</td><td>点鼻用ステロイド薬+
第２世代抗ヒスタミン薬</td><td rowspan="2">点眼薬（抗ヒスタミン薬、遊離抑制薬またはステロイド薬）</td><td>点鼻用ステロイド薬+
第２世代抗ヒスタミン薬</td></tr>
<tr><td>鼻づまりが強い</td><td>点鼻用ステロイド薬+
抗ロイコトリエン薬または抗トロンボキサン薬+
第２世代抗ヒスタミン薬</td><td>点鼻用ステロイド薬+
抗ロイコトリエン薬または抗トロンボキサン薬</td></tr>
</table>

（『鼻アレルギー診療ガイドライン 2013年版』より作成）

最重症の場合、必要に応じて点鼻用血管収縮薬（→72、77ページ）を治療開始の１～２週間に限って使用。鼻づまりがとくにひどければステロイド薬の内服も検討する（１週間以内）

内服薬

処方された薬なら眠気などの副作用は少ない

抗ヒスタミン薬を含め、症状を出にくくするための抗アレルギー薬の服用期間は長めですが、処方される薬に大きな副作用はありません。安心してしっかり治療していきましょう。

同じ抗ヒスタミン薬でも大違い

子どもの花粉症、アレルギー性鼻炎治療の内服薬として、もっともよく使われるのが抗ヒスタミン薬です。第1世代のものと第2世代のものがあり、処方薬の大半は、より副作用の少ない第2世代抗ヒスタミン薬です。

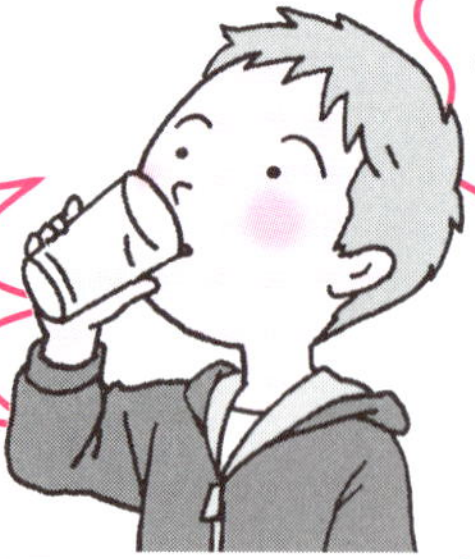

鼻で作用を発揮!
くしゃみ、鼻水を起こりにくくする。鼻づまりもやや改善する

脳に移行すると……
脳内のヒスタミンは日中の眠気を抑制し、集中力や判断力を高める作用をもつ。そのため、脳内で抗ヒスタミン作用が発揮されると、眠気が強くなったり、集中力・判断力の低下をまねいたりする

第1世代の抗ヒスタミン薬
大半の市販薬に含まれる成分（→76ページ）。効果はあるが、眠気や口の渇きやすさなどが強く出やすい

第2世代の抗ヒスタミン薬
脳に移行しにくいため、眠気などの副作用は出にくく、熱性けいれんを起こしたことがある子どもや、てんかんをもつ子どもにも使用できる

脳に移行しにくい

長く使うことで症状の悪化を防ぐ

子どもの花粉症や通年性アレルギー性鼻炎で用いられる内服薬は、第二世代の抗ヒスタミン薬やケミカルメディエーター遊離抑制薬が中心です。これらの薬は花粉症で三ヵ月程度、通年性アレルギーの場合には年単位での服用になることもありますが、処方薬に大きな副作用はありません。

むしろ、しっかり服用を続けることで症状の悪化を防ぎ、ステロイド薬の使用を減らすこともできます。ステロイド薬は効果が高い反面、副作用もあります。点鼻薬として使う程度なら問題ありませんが、内服はなるべく避けたほうがよい薬です。

子どもに処方される主な内服薬

低年齢の子どもの場合、花粉症・アレルギー性鼻炎の治療に使われる内服薬のすべてが使えるわけではありませんが、小学生以上なら、使える薬の幅も広がります。

種類	特徴	一般名	主な製品名	使用可能な年齢の目安
ケミカルメディエーター遊離抑制薬	効果はマイルドなため効果が現れるまで時間がかかる。使い続ければ改善率が上がる	トラニラスト	リザベン®	とくに制限なし
		ペミロラストカリウム	アレギサール®、ペミラストン®	1歳から
第2世代抗ヒスタミン薬（第1世代抗ヒスタミン薬→77ページ）	くしゃみ、鼻水を止める効果が高い。子どものアレルギー性鼻炎ではもっともよく使われる内服薬	ケトチフェンフマル酸塩	ザジテン®	6ヵ月から
		アゼラスチン塩酸塩	アゼプチン®	年齢の記載はないが、幼児には使わない
		メキタジン	ゼスラン®、ニポラジン®	1～2歳から
		エピナスチン塩酸塩	アレジオン®	3歳から
		エバスチン	エバステル®	7歳半から
		フェキソフェナジン塩酸塩	アレグラ®	6ヵ月から
		ロラタジン	クラリチン®	3歳から
		セチリジン塩酸塩	ジルテック®	2歳から
		レボセチリジン塩酸塩	ザイザル®	7歳から
		オロパタジン塩酸塩	アレロック®	2歳から
受容体拮抗薬（抗ロイコトリエン薬）	鼻づまりが強い場合に用いられることがある	プランルカスト水和物	オノン®	1歳未満は投与対象から除外されている。幼児・小児には慎重に用いる
経口ステロイド薬	最重症でほかの治療では効果がないときのみ、短期間に限って使うことがある	ベタメタゾン、*d*-クロルフェニラミンマレイン酸塩配合剤	セレスタミン®	年齢制限なし

（『鼻アレルギー診療ガイドライン2013年版』より作成）

点鼻薬、目薬を上手に使って乗り切る

点鼻薬、目薬（点眼薬）を処方されることも多いでしょう。症状をすばやく抑えるステロイド薬が使われることもあります。副作用は少ないものの、使い方には注意が必要です。

点鼻薬の種類も症状しだい

内服薬とあわせて処方されることが多い点鼻薬。炎症を抑える効果が高い点鼻用ステロイド薬のなかには、3歳から使えるものもあります。

早いうち、軽いうちに使い始める点鼻薬

花粉症の初期療法として、あるいは軽症の場合に、ケミカルメディエーター遊離抑制薬（インタール®）、第2世代抗ヒスタミン薬（ザジテン® など）の点鼻薬が使われます。

鼻をかんでから使う

使用前には鼻をかんでおきましょう。鼻水・鼻づまりがひどいと、スプレーしても奥まで届きません。内服薬でも症状の改善をはかります。

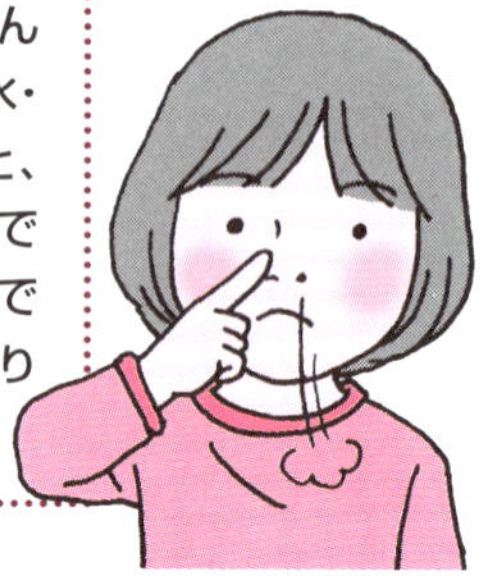

炎症が強いようなら点鼻用ステロイド薬を使用

使いはじめて2～3日で効果が感じられるでしょう。炎症が十分に治まるまで、さしたりささなかったりするのではなく、きちんと指示どおり使い続けるようにします。

ひどい鼻づまりには点鼻用血管収縮薬の使用も

症状がひどく重い場合のみ、血管収縮薬とステロイド薬の配合薬（塩酸テトラヒドロゾリン・プレドニゾロン含有：コールタイジン®）などが処方されることがあります。血管収縮薬は鼻づまりを一気に軽くする効果がありますが、使い続けるとかえって悪化をまねきます。短期間の使用にとどめます（→77ページ）。

▼子どもでも使える点鼻用ステロイド薬

一般名	主な製品名	使用可能な年齢の目安	1日の使用回数
フルチカゾンプロピオン酸エステル	小児用フルナーゼ®	4歳から	2回
フルチカゾンフランカルボン酸エステル	アラミスト®	2歳から	1回
モメタゾンフランカルボン酸エステル水和物	ナゾネックス®	3歳から	1回

点眼用ステロイド薬を使うことも

点眼薬としても、ケミカルメディエーター遊離抑制薬や抗ヒスタミン薬、ステロイド薬が使われます。内服薬、点鼻薬と同様に、ステロイド薬は症状が強いときだけ用います。

目の症状も早めに治療開始

すでに花粉症の診断がついていて、目の症状が出やすいとわかっていれば、早めに遊離抑制薬や抗ヒスタミン薬の点眼を始めることで、重症化を防げます。インタール®、リザベン®、ザジテン®、アレジオン®、パタノール®（オロパタジン塩酸塩）など、さまざまな点眼薬があります。

2種類目の点眼薬は5分待ってから

2種類の点眼薬を処方された場合、同時にはささないようにします。まずは1種類の点眼薬を使い、5分たったらもう1種類の薬をさします。

コンタクトレンズをしたままでさせる点眼薬は限られる

子どもでは少ないものの、コンタクトレンズを使っている場合に、レンズを装着したまま使えるのはアレジオン®の点眼薬のみ。ほかの薬に含まれる防腐剤はレンズに吸着しやすいため、レンズをはずしているときにさすのが原則です。

点眼用ステロイド薬は慎重に

かゆみなどがひどくなった場合には、ステロイド薬を併用します。子どもの場合、長く使うと角膜炎を起こすこともあるため、使用は短期間にとどめるのが原則。かゆみが落ち着いたら、ステロイド薬以外の点眼薬だけに戻します。

症状があるところに使うから、より効果的

点鼻薬や点眼薬は、症状がある粘膜そのものに薬の成分が作用しやすく、症状をやわらげるのに効果的です。鼻も目も症状があるという場合には、症状が強いところだけでなく、両方いっしょに治療していくことで、どちらも改善しやすくなります。

低年齢でも使えるステロイド薬は、点鼻薬にも点眼薬にもあります。ひどくなりすぎないうちに、短期間に限って使えば問題はありません。医師に相談してみましょう。

薬の併用

ほかにも薬を使っているときは要注意

ほかのアレルギー疾患や副鼻腔炎などをあわせもつ子も少なくありません。複数の医療機関にかかっている場合は、必ず服薬内容をそれぞれの医師に伝えるようにしましょう。

ぜんそくがある／ぜんそくが出てきた

以前からぜんそくがあって治療を受けていたという場合だけでなく、花粉症からせきぜんそく（→36ページ）が発症することもあります。ぜんそく・せきぜんそくの治療に使われる薬のなかには、花粉症・アレルギー性鼻炎の治療薬と重なるものもあります。

内服薬／吸入薬

ぜんそくの治療にもケミカルメディエーター遊離抑制薬（インタール®、リザベン®、アレギサール®など）、抗ロイコトリエン薬（オノン®、シングレア®、キプレス®）、Th2サイトカイン阻害薬（アイピーディ®）などが使われます。治療薬が重複するようなら、調整が必要です。

ステロイド吸入薬

ステロイド点鼻薬との併用が3ヵ月程度なら、大きな心配はないでしょう。しかし、吸入も点鼻もとなると使用量が増えるのはたしかです。吸入していること、あるいは点鼻薬を処方されていることを医師に伝えたうえで、使い方などを相談しましょう。

ステロイドのなにが問題なの?

ステロイドは、もともと体内でつくられているホルモンで、多彩な働きがあります。医薬品として合成したステロイド薬を大量に用いていると、子どもでは身長が伸びにくい、丸顔になる、感染症にかかりやすいなどといった副作用が現れやすくなります。

点鼻薬として用いるだけなら、体内に吸収される量はごくわずかなので心配はありませんが、ほかの病気の治療にも使っている場合には、慎重な対応が必要です。

アトピー性皮膚炎がある

アレルギー治療薬を服用している、外用薬としてステロイド薬を用いているなどという場合でも、花粉症・アレルギー性鼻炎の点鼻薬、点眼薬などは併用できますが、調整が必要になることもあるでしょう。それぞれの診療科の医師に相談を。

「特別な方法」には飛びつかないで

子どもに対して薬を長く使うことへの不安感が消えない、という人もいるかもしれません。こうした不安を解決するベストな方法として、免疫療法があります（→５章）。

そのほかの「特別な方法」は、積極的にはすすめられません。

✕ ステロイド注射

「花粉症のシーズン初めとピーク時に注射するだけで、シーズン中、楽に過ごせる」などとして、ステロイド薬の注射をおこなっているところもあるようです。

しかし、注射による大量投与は副作用の心配もより大きくなります。子どもには試さないようにしましょう。

△ 漢方のみ

小青竜湯、葛根湯《かつこんとう》、苓甘姜《りようかんきよう》味《み》辛《しん》夏《げ》仁湯《にんとう》などの漢方が効くといわれ、実際に処方されることもあります、ただし、ある程度の有効性が科学的に認められているのは小青竜湯のみ。人によって向き・不向きがあるといわれますが、多くの場合、漢方だけでアレルギー症状のコントロールはむずかしいでしょう。

合併しやすい病気をもつ場合

花粉症やアレルギー性鼻炎以外の病気があれば、薬の調整が必要になることもあります。

副鼻腔炎で治療を続けている／副鼻腔炎と診断された

花粉症・アレルギー性鼻炎から副鼻腔炎に移行していくこともありますが、副鼻腔炎は、耳鼻咽喉科で診察を受けていないと診断がつきにくい病気です。

副鼻腔炎の治療に用いられる抗生剤とアレルギー治療薬の組み合わせは、副作用を起こすおそれが高まることがあります。耳鼻咽喉科医のもとで、一括して治療を受けるのがベストです。

アレルギー治療薬

＋　弊害の出にくい組み合わせで、治療していく

抗生剤

薬の種類や量の見直しで副作用なく治療可能に

ほかにも病気があり、花粉症・アレルギー性鼻炎の治療を受けている医療機関とは別のところにかかっている場合には、必ず双方の医師にそのことを伝えてください。

なんの病気で、どんな治療をしているか、どんな薬を使っているか正確に伝えることで、薬の種類や量などが見直されることもあります。副作用を避け、より効果的に治療していくための重要なポイントです。

市販薬の注意点

「小児用」とうたった薬でも過信は禁物

アレルギー症状かどうかわからないし、医療機関に連れて行く時間もとれない。しばらく市販薬でようすをみてみたい、などという場合には、なおいっそう正しい知識が必要です。

子どもこそ安易に使用しない

症状が軽いうちは、とりあえず市販薬でようすをみようということもあるでしょう。しかし、アレルギー症状は、短期間で治るものではありません。短期間の使用で、すっきり症状がおさまらないようなら、やはり医療機関でみてもらったほうがよいでしょう。

市販薬は、長く使うことを前提に用意されているものではありません。小児用とうたわれていても安易な使用はさけたほうがよいでしょう。

処方薬と市販薬(OTC*)、なにが違う?

＊Over The Counterの略。一般医薬品のこと

医師が処方する薬と市販される薬には、さまざまな違いがあります。

医師の診察なしに買える

処方薬は医師の処方箋がなければ薬局で買えません。市販薬は処方箋なしに買えます。混雑した医療機関に行かずに済むという点では市販薬のほうが手軽に入手できます。

成分が違うことが多い

市販薬に用いることができる成分には限りがあります。市販薬には古典的で、副作用もある成分が含まれていることもあります。その場合、長く使い続けるのは危険です。

自己負担はむしろ高い!?

市販薬なら薬代だけなので安上がり、ともいえません。処方薬なら医療保険が使えますし、子どもの場合、医療費助成制度などが利用できれば、診察代を含めて自己負担がほとんどないこともあります。

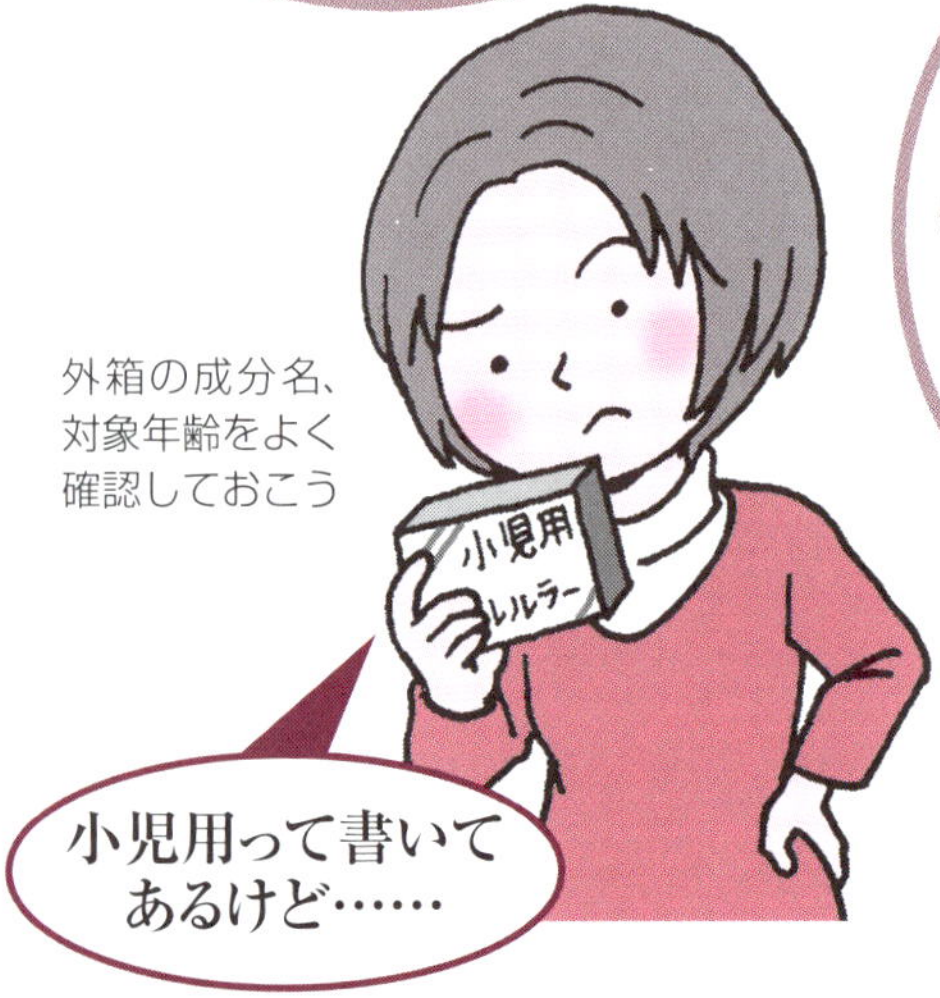

外箱の成分名、対象年齢をよく確認しておこう

使うときの注意点

市販薬はすべてダメ、というわけではありません。ただし、使用にあたっては注意すべき点があります。

点鼻薬 血管収縮薬入りのものが大半。連用しない

市販の点鼻薬は、小児用でも血管収縮薬を含むものが大半です。鼻づまりを一時的に改善する効果は高いのですが、使い続けるうちに効果の持続時間が短くなるだけでなく、リバウンドを起こして血管が収縮しにくくなります。

そうなると粘膜の腫れがひかず、使用回数が増し、さらに悪化するという悪循環に陥りがち。薬物性鼻炎の状態になるおそれがあります。長く使うのは禁物です。

▼血管収縮薬の一般名

●ナファゾリン硝酸塩
●硝酸テトラヒドロゾリン
●塩酸オキシメタゾリン
●トラマゾリン塩酸塩 など

※血管収縮剤に加え、ステロイド薬の一種であるプレドニゾロンを含むものもある

内服薬 眠気を起こしやすいタイプの薬が多い

「鼻の症状に効く」とうたわれる市販の内服薬のほとんどに、抗ヒスタミン薬が使われています。

ただし、処方薬と異なり第１世代のものが使われていることが多いので注意が必要です。眠気が強く出やすく、日常生活に支障が出てしまうこともあります。

第２世代抗ヒスタミン薬を含む市販薬もありますが、対象年齢の確認が必要です。

▼第１世代抗ヒスタミン薬の一般名

●*d*-クロルフェニラミンマレイン酸塩
●クレマスチンフマル酸塩
●アリメマジン酒石酸塩
●シプロヘプタジン塩酸塩水和物
●ジフェンヒドラミン　など

点眼薬 効き目はマイルドだが、軽症ならよい

かゆみをおさえる目薬には、穏やかな効き目のケミカルメディエーター遊離抑制薬や、抗ヒスタミン薬が配合されています。

花粉など、アレルゲンを洗い流すためには、ドライアイ用の目薬でもよいでしょう。防腐剤が入っていない、１回分ずつの使い捨て容器に入ったものなどもあります。

COLUMN

「そろそろ次の子を」と考えているお母さんへ

薬は控えるのが原則だが影響は小さい

子どもだけでなく、自分も花粉症、アレルギー性鼻炎だというお母さんも少なくないでしょう。なかには「そろそろ次の子がほしい」と考えている人もいるかもしれません。

母体が服用した薬の成分は胎児にも移行しますし、母乳にも含まれます。とくに胎児に影響しやすい妊娠二ヵ月から四ヵ月頃までは、原則として薬は使わないほうがよいでしょう。そのためには、鼻の症状と相談しながら計画的に進めるのが安心です。

ただし、妊娠に気づくのが遅く、その期間に薬を使っていたという場合でも、あまり気に病むことはありません。アレルギー性鼻炎の治療に使われる薬が胎児に与える影響は、飲酒やおたふく風邪、風疹よりも小さいといわれています。

▼妊娠とアレルギー性鼻炎治療薬の関係

- **最終月経の開始**
- **1ヵ月**：影響が強ければ妊娠が成立しないか、流産する
- **2～4ヵ月**：胎児に形態異常が起こりやすい期間。原則として薬は使用できない
- **5～10ヵ月**：胎児への影響は小さくなるため、一部の薬は使用できる（第１世代抗ヒスタミン薬、第２世代抗ヒスタミン薬の一部、点鼻用のステロイド薬、遊離抑制薬の点鼻など）
- **出産**
- **授乳中**：第２世代抗ヒスタミン薬の一部、点鼻薬なら乳児への影響は小さく安全に使用できるといわれる。具体的な使用については医師に相談を

妊娠・授乳中の服薬に関する情報機関もある。
相談の申し込み方は下記を参照のこと

■妊娠と薬情報センター（国立成育医療研究センター内）
https://www.ncchd.go.jp/kusuri/process/index.html

5

12歳になったらできる!
新しい免疫療法

花粉症・アレルギー性鼻炎の根本的な治療法として
期待されている免疫療法。従来の注射が必要な方法ではなく、
痛みなく続けられる舌下免疫療法の実用化が始まっています。
スギ花粉、ダニがアレルゲンと確定しているならば、
受けられる年齢になりしだい、治療の開始を検討してみましょう。

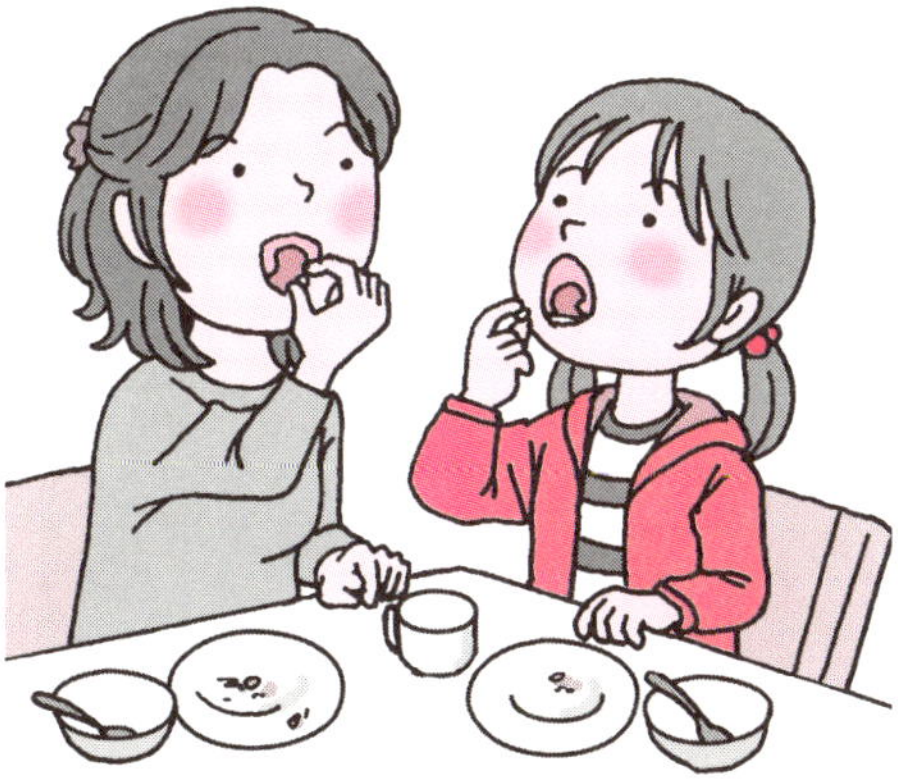

免疫療法のしくみ

「これは敵ではない」と教え込む根本的な治療法

「アレルゲンは敵だから攻撃して排除しよう」とする免疫に対し、「放っておいても大丈夫だから攻撃しなくてよい」と教え込んでいくのが免疫療法の原理です。

徐々に「敵」に慣れさせる

免疫システムが攻撃対象としているアレルゲンをあえて大量に体内に送り込むうちに、免疫の働きには変化が生じてきます。徐々にアレルゲンの存在に慣れ、排除するために攻撃しようとしなくなっていくのです。

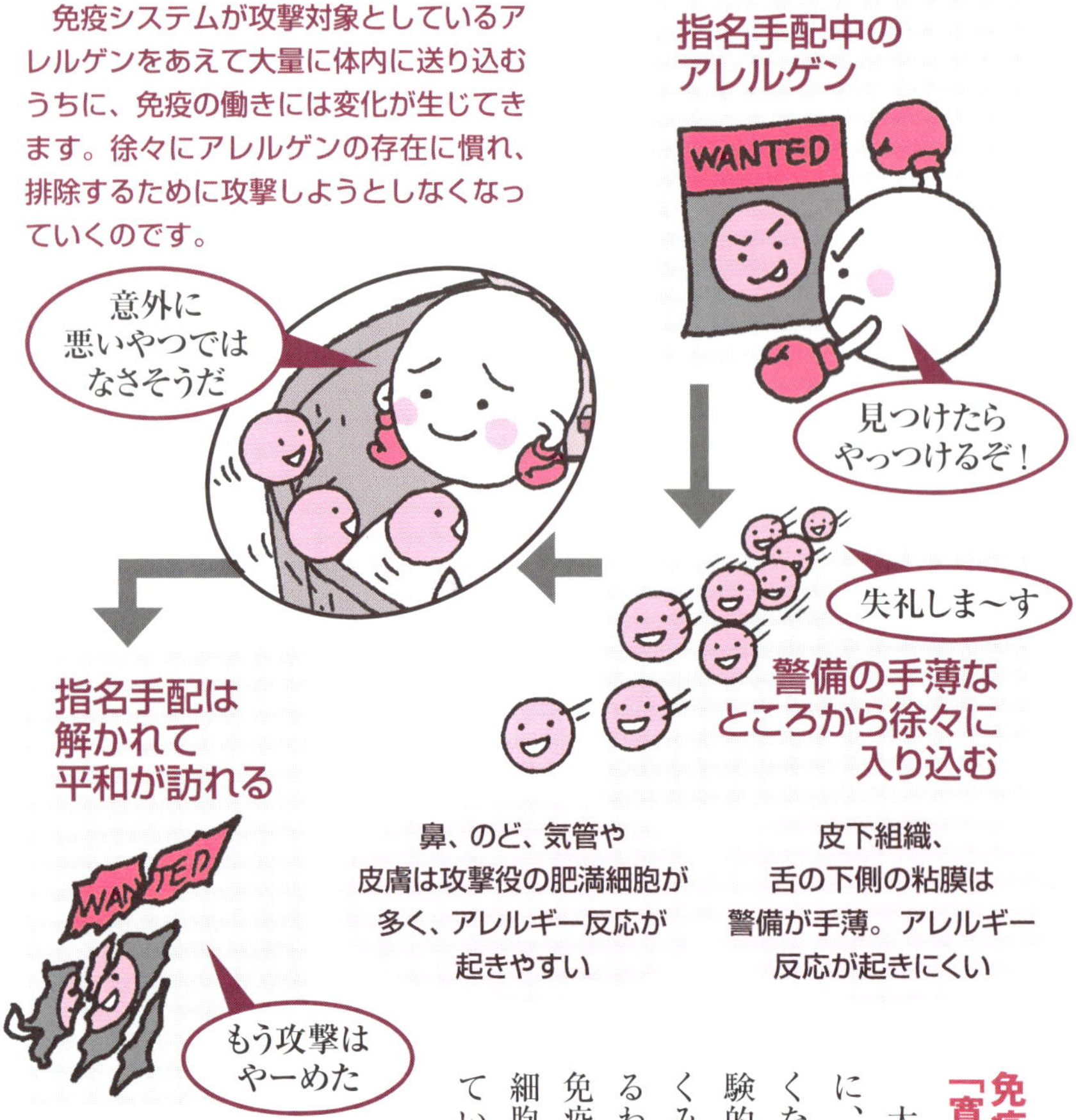

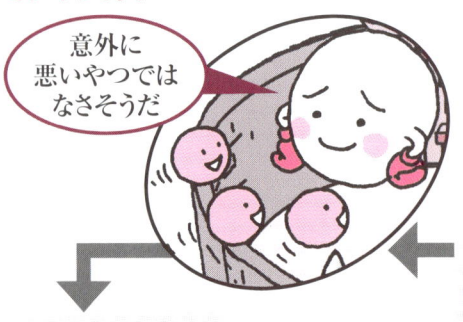

指名手配中のアレルゲン
WANTED
見つけたらやっつけるぞ！
失礼しま〜す
警備の手薄なところから徐々に入り込む
皮下組織、舌の下側の粘膜は警備が手薄。アレルギー反応が起きにくい
鼻、のど、気管や皮膚は攻撃役の肥満細胞が多く、アレルギー反応が起きやすい
意外に悪いやつではなさそうだ
指名手配は解かれて平和が訪れる
WANTED
もう攻撃はやーめた

免疫システム全体に「寛容さ」を育てる

大量のアレルゲンに触れるうちに、アレルギー反応が起こりにくくなっていくことは、古くから経験的に知られていました。そのしくみについて完全に解明されているわけではありませんが、現在は、免疫システムの司令塔とされるT細胞の働きと関連づけて理解されています。

免疫のシステム全体が無害なものをむやみに攻撃せず、許容するようになればアレルギー反応は起こりにくくなります。「免疫寛容《めんえきかんよう》」ともいわれるこうした現象を起こすことを目的に、免疫療法は進められます。

免疫の働きに起こる変化

免疫システムのなかで、司令塔の役割を果たしているのがT細胞ですが、これにはいくつかの種類があります。大量のアレルゲンの侵入が、異なる種類のT細胞それぞれに影響を与え、免疫の働き方のバランスが整っていくと考えられています。

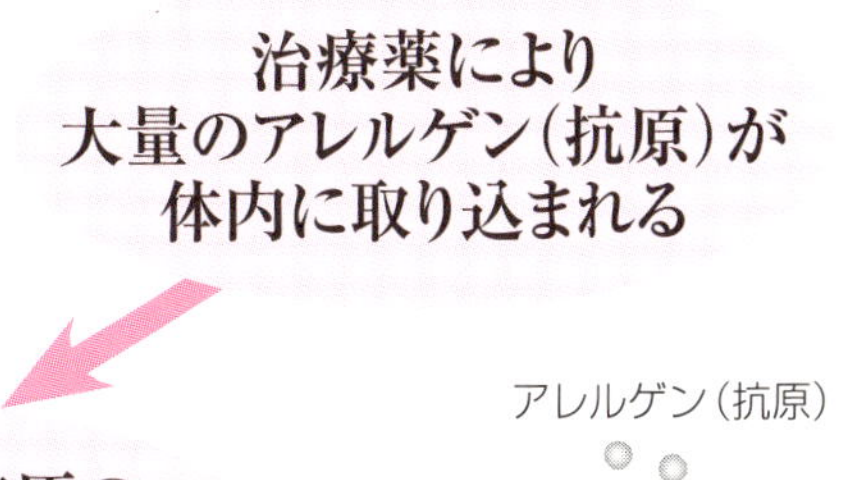

治療薬により
大量のアレルゲン（抗原）が
体内に取り込まれる

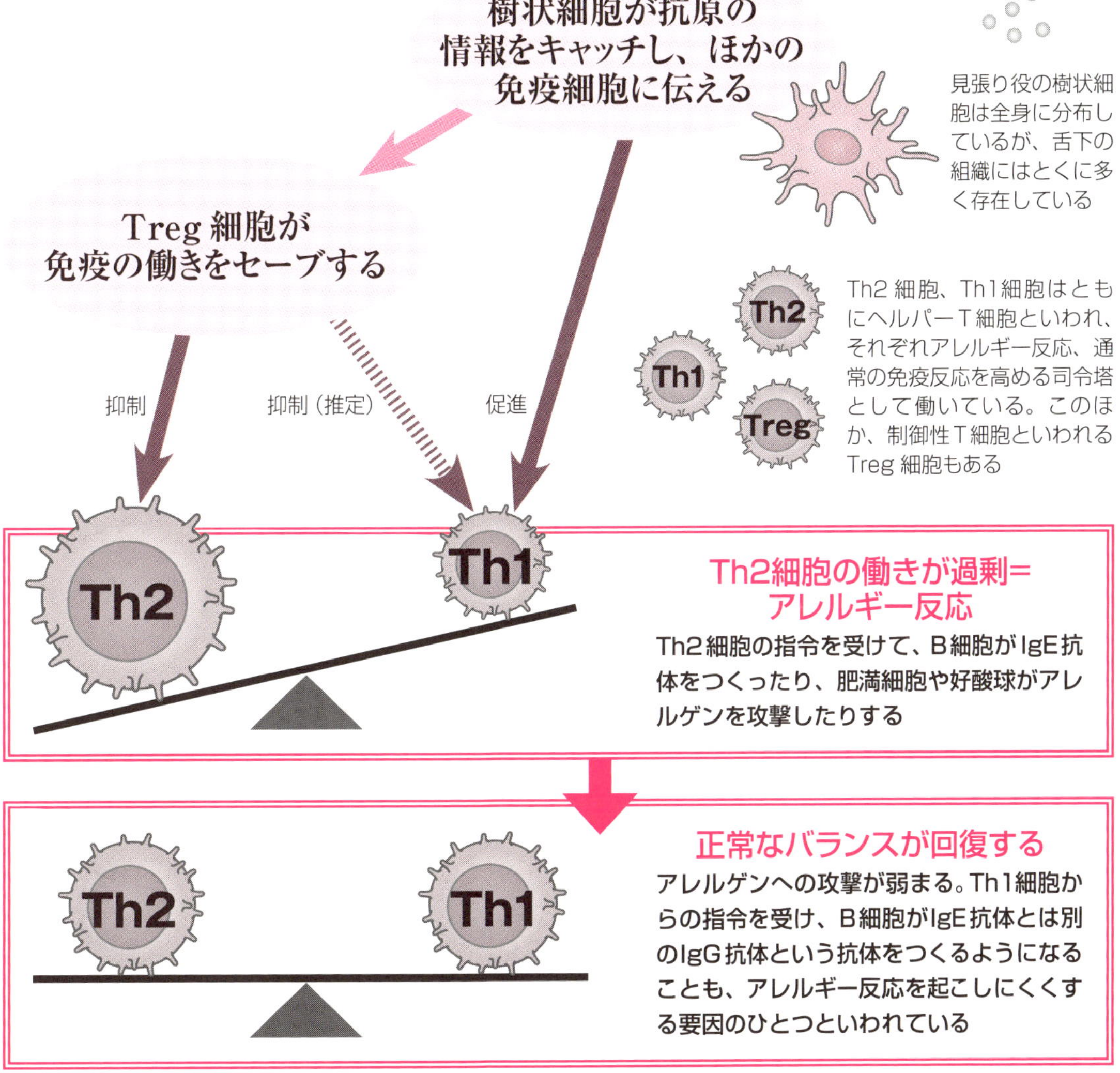

アレルゲン（抗原）
樹状細胞が抗原の
情報をキャッチし、ほかの
免疫細胞に伝える
見張り役の樹状細胞は全身に分布しているが、舌下の組織にはとくに多く存在している
Treg 細胞が
免疫の働きをセーブする
抑制
抑制（推定）
促進
Th2
Th1
Treg
Th2 細胞、Th1細胞はともにヘルパーT細胞といわれ、それぞれアレルギー反応、通常の免疫反応を高める司令塔として働いている。このほか、制御性T細胞といわれるTreg 細胞もある
Th2
Th1
Th2細胞の働きが過剰=
アレルギー反応
Th2細胞の指令を受けて、B細胞がIgE抗体をつくったり、肥満細胞や好酸球がアレルゲンを攻撃したりする
Th2
Th1
正常なバランスが回復する
アレルゲンへの攻撃が弱まる。Th1細胞からの指令を受け、B細胞がIgE抗体とは別のIgG抗体という抗体をつくるようになることも、アレルギー反応を起こしにくくする要因のひとつといわれている

免疫療法の効果

九割以上に効果あり。鼻炎以外の症状も改善

免疫療法には、いまある症状を軽くする効果だけでなく、アレルギーを起こしやすい体質そのものの改善効果も期待できます。アレルギーマーチを止められる可能性もあるのです。

▼スギ花粉症に対する舌下免疫療法の治療効果

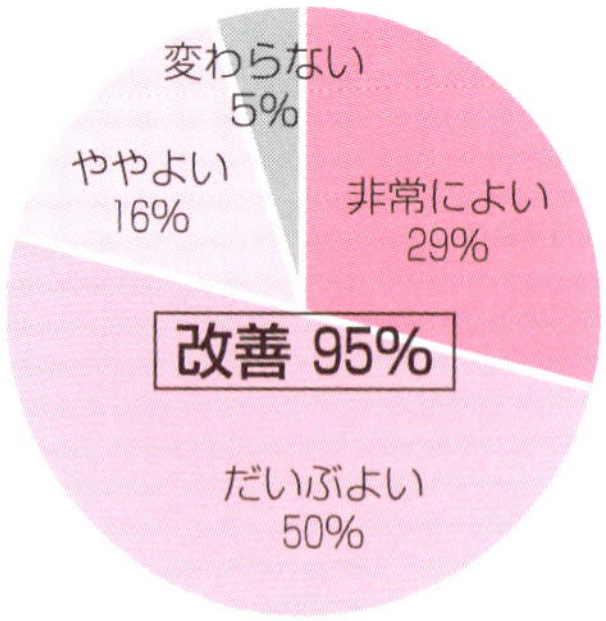

変わらない 5%
ややよい 16%
非常によい 29%
改善 95%
だいぶよい 50%

（ながくら耳鼻咽喉科アレルギークリニック 2015年）

発症ラインを底上げする

免疫療法をおこなううちに、アレルギー症状が出始める発症ラインが底上げされ、症状は出にくくなっていきます。

従来の注射による方法で改善率８割以上といわれていますが、新しく始まった舌下免疫療法でも同等以上の結果が期待できます。

▼治療前のスギ花粉症の症状の出方

▼一定期間、免疫療法を続けたあとの症状の出方

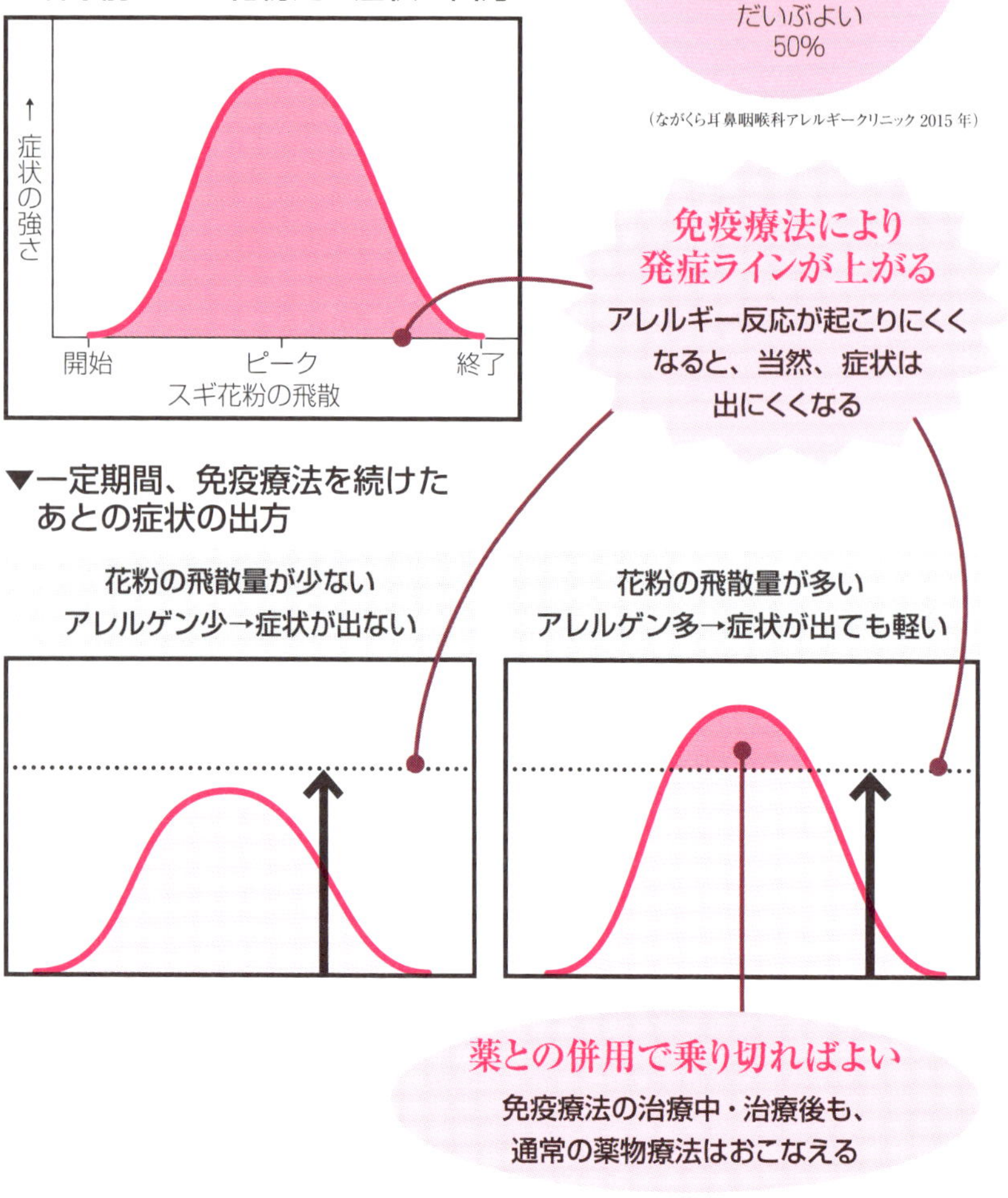

↑症状の強さ
開始
ピーク
終了
スギ花粉の飛散
免疫療法により発症ラインが上がる
アレルギー反応が起こりにくくなると、当然、症状は出にくくなる
花粉の飛散量が少ない
アレルゲン少→症状が出ない
花粉の飛散量が多い
アレルゲン多→症状が出ても軽い
薬との併用で乗り切ればよい
免疫療法の治療中・治療後も、通常の薬物療法はおこなえる

できるだけ早い段階で試してみたい治療法

免疫療法によって特定のアレルゲンに対するアレルギー反応が抑制されるようになると、ほかのアレルゲンに対してもアレルギー反応を起こしにくくなっていく傾向がみられます。つまり、アレルギー体質そのものを改善する効果も期待できるのです。

そのため、できるだけ早い段階で免疫療法を試みることが、次々と姿を変えながら現れるアレルギー疾患の発症・悪化を防ぐと考えられます。

アレルギーの自然経過を変えられる

免疫療法には、アレルギーマーチの進行を止め、新たなアレルギー疾患の発症を防ぐ効果もあると期待されています。

ぜんそくを発症しにくくなる

ぜんそくはアレルギー性鼻炎と合併しやすいことが知られています(→36ページ)。しかし、花粉症の舌下免疫療法によってアレルギー性鼻炎を治療していくと、ぜんそくも発症しにくくなることが確かめられています。

▼花粉症をもつ子のぜんそく発症割合

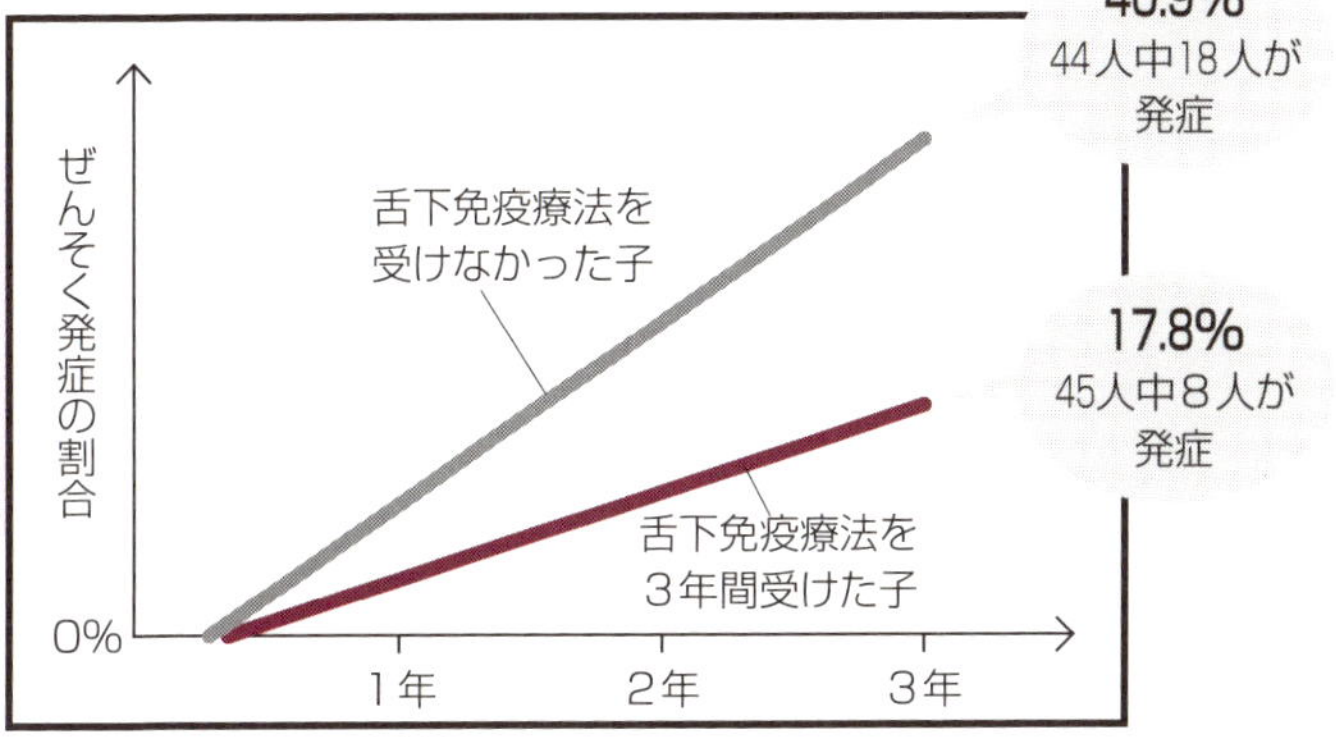

40.9%
44人中18人が発症
17.8%
45人中8人が発症
ぜんそく発症の割合
舌下免疫療法を受けなかった子
舌下免疫療法を3年間受けた子
0%
1年
2年
3年

(*JACI* 114 : 851-857, 2004より一部改変)

新たなものへのアレルギーを起こしにくい

ダニによるアレルギー性鼻炎に対して舌下免疫療法をおこなうと、新たな感作、つまり別のものに対する新たなアレルギーが起こりにくくなることがわかっています。

▼ダニ以外に新たなアレルギーが出てくる割合

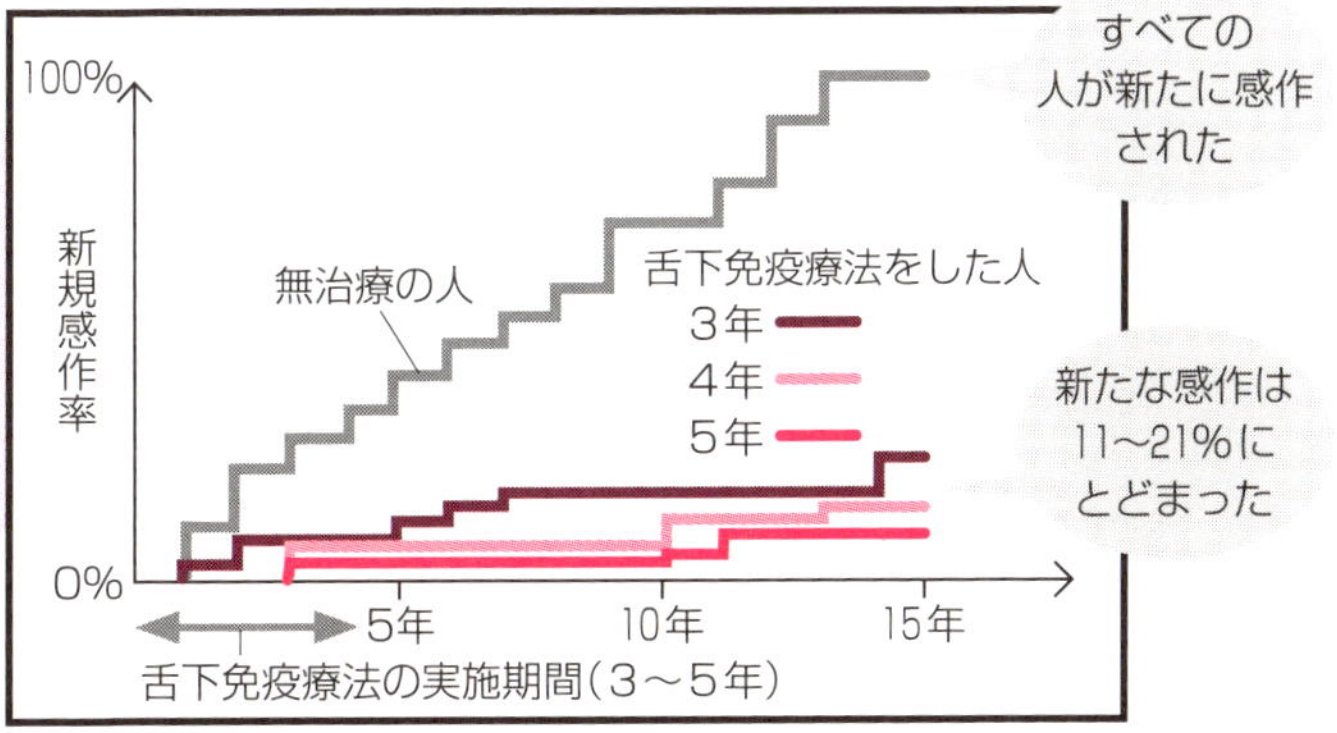

すべての人が新たに感作された
新たな感作は11～21%にとどまった
100%
0%
新規感作率
無治療の人
舌下免疫療法をした人
3年
4年
5年
5年
10年
15年
舌下免疫療法の実施期間(3～5年)

(*JACI* 126 : 969-975, 2010より一部改変)

向く子・向かない子

まずは受けられるかチェックしてみよう

高い治療効果が期待できる免疫療法ですが、希望者はだれでも受けられる、というわけではありません。受けられる可能性があるか、事前にチェックしておきましょう。

受けたい、受けさせたいときに

免疫療法、なかでも新しい舌下免疫療法が受けられるかどうかは、アレルゲンの種類、年齢などによって決まります。以下のチャートにしたがって、確認しておきましょう。

YES
NO

花粉症あるいはアレルギー性鼻炎と診断されている

→YES：スギ花粉、またはダニに対する特異的IgE抗体のどちらか、あるいは両方をもっている

→NO：**まずは診断を受けよう**
非アレルギー性なら免疫療法は効果なし。症状の原因がなにか、診断を受けることが先決

スギ花粉、またはダニに対する特異的IgE抗体のどちらか、あるいは両方をもっている

→NO：**「口に含むタイプ」は向かない**
舌下免疫療法ができるのはスギ花粉またはダニがアレルゲンの場合のみ。従来の注射でおこなう皮下免疫療法なら受けられる可能性はある

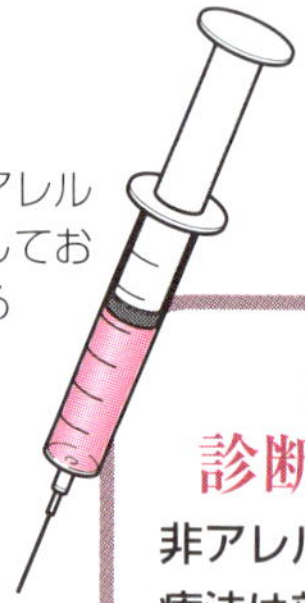

血液検査でアレルゲンを特定しておく必要がある

実施医療機関は制限がある

免疫療法をおこなえるのは、耳鼻咽喉科や小児科、アレルギー科など各学会が主催する講習会に参加するなど、一定の条件を満たした医師のみにかぎられています。副作用の心配は少ないとはいえ、大量のアレルゲンを体内に送り込む治療法ですから、医師には万が一の事態にも対処できる知識が必要なのです。

実施医療機関は、製薬会社のホームページで調べられます（http://www.torii-alg.jp/mapsearch/）。希望する場合には、チェックしてみましょう。

ぜんそくでも重症でなければ受けられる?

症状が軽ければ、ぜんそくでも受けられます。免疫療法をおこなう医師だけでなく、ぜんそくの主治医にも相談しておきましょう。

アトピー性皮膚炎があっても大丈夫?

免疫療法でかゆみが増すことがあります。皮膚炎の程度が強い場合には、受けられない可能性もあります。

年齢が12歳以上

以下の項目で当てはまることはない

- □重症のぜんそくがある（1秒率※70％以下）
- □ステロイド薬の内服、点滴などを続けている
- □小児がん、自己免疫疾患などの病気がある
- □まもなく転居の予定がある

※吐き出す息全体のうち、最初の1秒間に吐き出される息の量が占める割合。FEV1.0％

少し待つのが現実的な選択肢

皮下免疫療法なら始められる可能性はあるが、数年内には幼児から舌下免疫療法が受けられるようになる見込み。それまで待つのが現実的

受けられる可能性が高い

舌下免疫療法を受けられる条件が整っていると考えられる。実施医療機関で相談してみよう

いまは見合わせる。ほかの対策で乗り切ろう

いまの段階では免疫療法はむずかしいが、将来的には始められる可能性もある

免疫療法の方法

スギ花粉、ダニが原因なら「口から」が可能

免疫療法には二つのやり方がありますが、これからは舌下に薬剤を入れて粘膜から吸収させる舌下免疫療法が主流になっていくでしょう。苦痛なく続けられるのが大きなメリットです。

2つの方法がある

大量のアレルゲンを体の中に入れる方法は2つあります。どちらの方法でも効果は変わりませんが、続けやすさという面で大きな違いがあります。

これからの方法 毎日、自宅で舌の下に入れる 舌下免疫療法

アレルゲンの成分を含んだ薬剤を口に含み、飲み込む方法です。痛みなく自宅でおこなえる、注射にくらべて副作用が少ないことなどから、今後はこの方法がメインになると予想されています。

治療のしかた	初日のみ医療機関で、あとは毎日自宅で、薬剤を口に入れて数分間そのままにしたあと飲み込む
アレルゲンの種類	スギ花粉、ダニのみ
治療費	薬代は月に 1000 ～ 2000 円程度（診察代、検査代などは別途）
副作用	軽いアレルギー症状が出ることはある

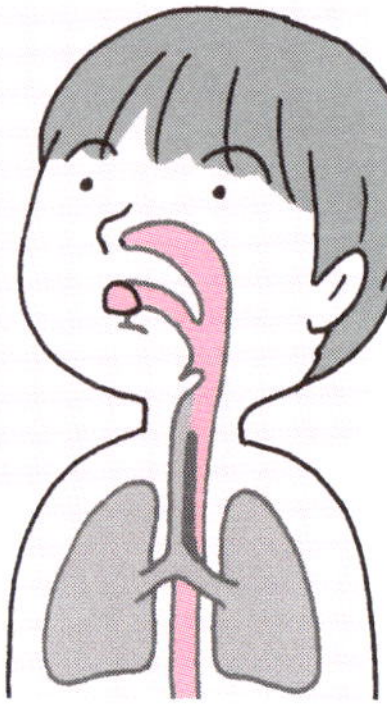

舌下の粘膜から吸収された薬の成分は、あごの下のリンパ節など、免疫にかかわる組織に入りやすい

これまでの方法 月に1回、注射に通う 皮下免疫療法

注射で皮下組織に薬剤を注入する方法です。治療薬の種類が比較的多く、複数のアレルゲンへの対応が可能ですが、注射のたびに通院が必要なこと、痛みや腫れが起こりやすいことなどから、実施例は少なくなっています。

治療のしかた	一定の量に増やすまでは週１～２回、一定量まで増やしたら月１回の注射
アレルゲンの種類	スギ花粉、ハウスダスト、ブタクサなど数種類
治療費	薬代は１回数百円（診察代、検査代などは別途）
副作用	まれだが重いショック症状（アナフィラキシー）を起こすおそれがある

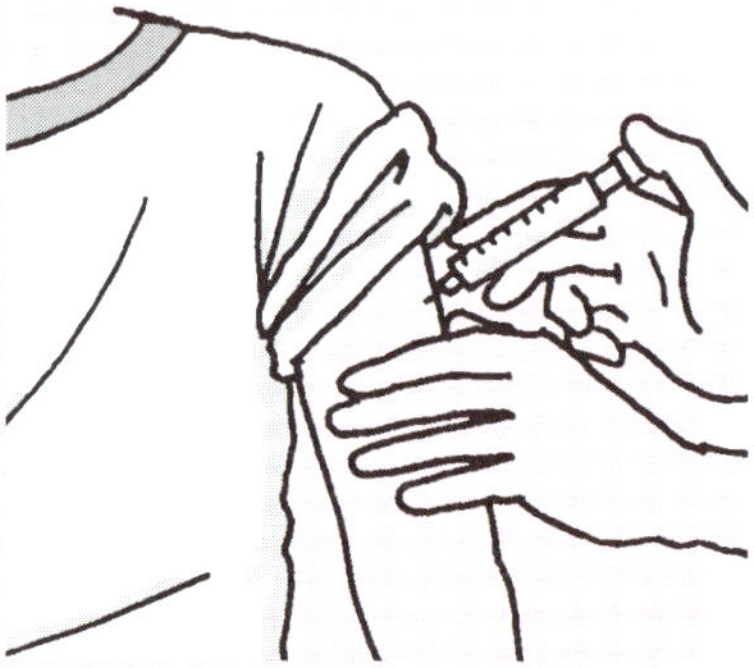

皮下の脂肪などがある層に薬剤が入り、ゆっくり反応していく

効果の出方は原因しだい

大半の人に改善効果がみられますが、症状の原因によって、その程度には差があるようです。下記に、治療前の症状を100としたとき、治療後の症状をどこまで減らせるかを模式的にグラフ化しました。開始するかどうかの判断に役立ててください。

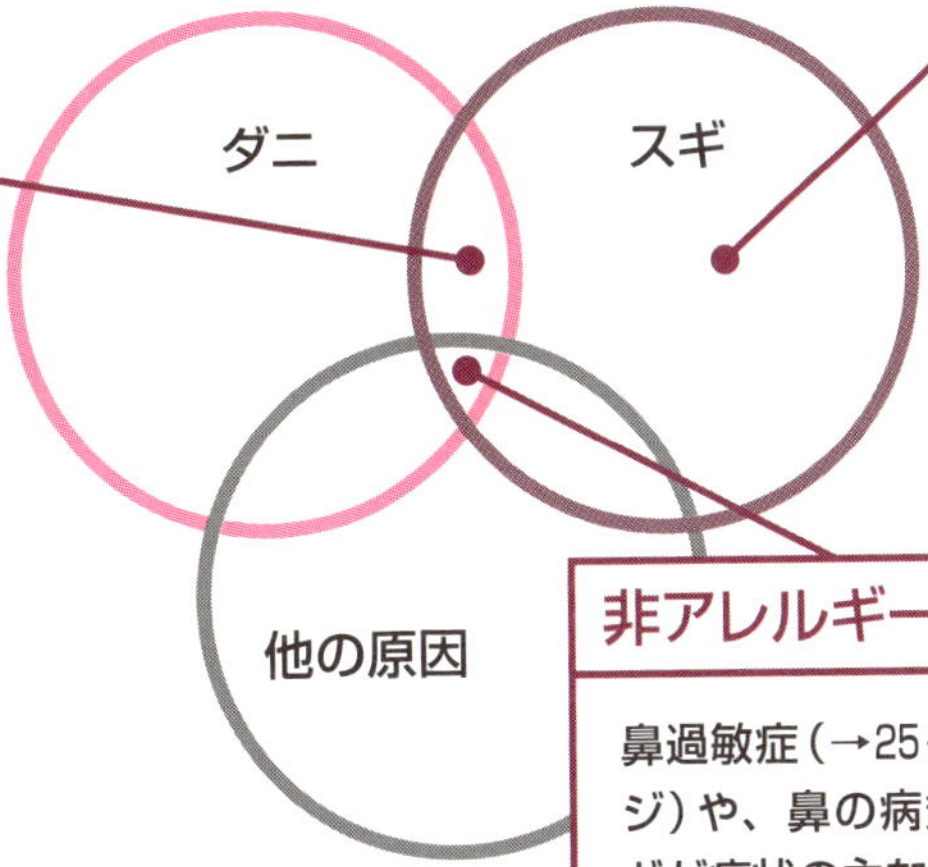

スギとダニ（ハウスダスト）の合併

スギだけ治療

スギ花粉への反応は1割に減っても、ダニへの反応は変わらないため、大きな改善は見込めない

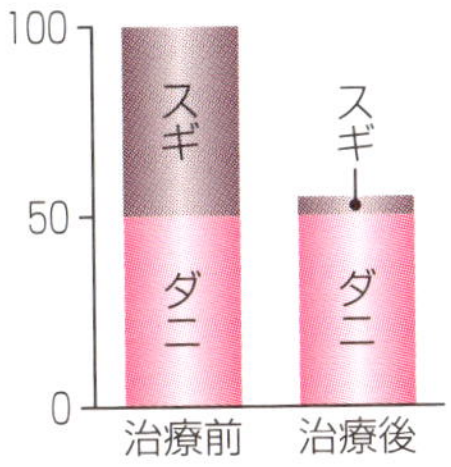

両方すれば効果的

スギ、ダニ両方に対する免疫療法をおこなえば、治療効果は大きい。ただし、2種類を同時に始めることはできないため、治療期間がより長くなる

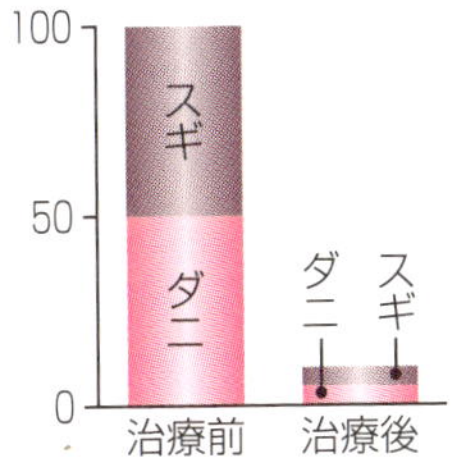

スギ花粉症だけなら効果大

治療後の症状は、治療前の1割程度になると予想される

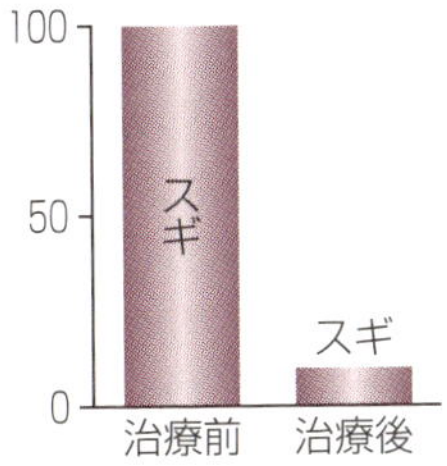

非アレルギー性の原因には効果なし

鼻過敏症（→25ページ）や、鼻の病気などが症状の主な原因である場合には、免疫療法だけではほとんど改善が期待できない

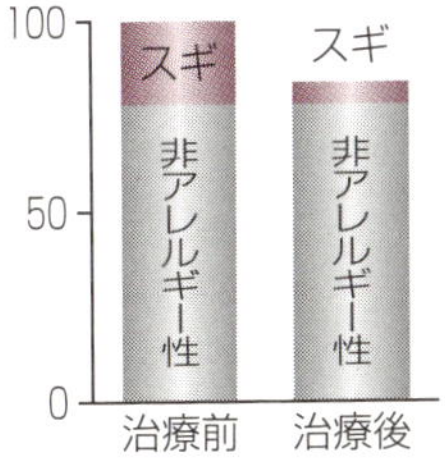

日本では二〇一四年に認可された新しい治療法

免疫療法のなかでも舌下免疫療法は、日本では二〇一四年にスギ花粉用の薬剤が、二〇一五年にダニ用の薬剤が保険薬として認可されたばかりの新しい方法です。アレルゲンがスギ花粉やダニと判明していれば、ぜひこの方法を検討してみましょう。

海外ではすでに普及しており、ヨーロッパでは三十数年前よりイネ科、ブタクサなどに対する薬剤が使用されています。今後は日本でも、低年齢からの開始、より多くの薬剤の開発が進むものと期待されています。

舌下免疫療法の進め方①

年単位の治療。親子ともども納得のうえで始める

治療期間は三年以上が理想と聞くと、続けられるか不安になる人もいるかもしれません。通院、服薬を続けるには、免疫療法を受ける本人だけでなく家族の応援も必要です。

始める前に確認しておこう

治療を始めてから「こんなはずではなかった」などと後悔しないように、疑問は解決しておきましょう。

毎日、手順を守って服薬する

スギ花粉用の薬も、ダニ用の薬も１日１回の服用です。ただし、通常の内服薬とは異なる注意点もあります。決められた手順での服用が必要です（→ 91ページ）。

定期的な通院が必要

服用自体は自宅で続けられますが、薬の処方を受けたり、経過をみてもらったりするために２週間～１ヵ月に１回の通院が必要です。指示された受診間隔を守り、通院を続けなければなりません。

スギ花粉症の治療は5～12月頃から開始

スギ花粉症の場合、シーズン中に始めるとかえって症状が強まるおそれがあります。飛散が終わった５～６月頃から、遅くとも12月までに始めます。より早い時期の開始がすすめられます。

最低でも2～3年は続ける

舌下免疫療法は長く続ければ続けるほど効果が高く、やめたあとも持続しやすくなります。２～３年間、続けてみましょう。

▼服薬継続率

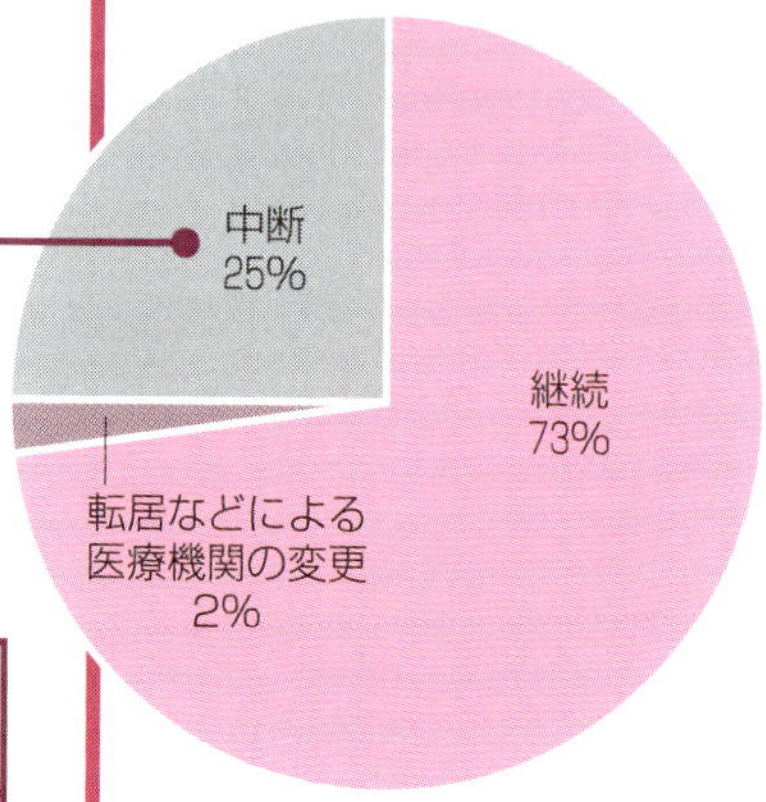

（ながくら耳鼻咽喉科アレルギークリニック 2015年7月時点）

- 通院の負担が大きくシーズン前に断念
- シーズン中に効果をあまり感じなかった
- スギ花粉のシーズンが終わり、モチベーションが続かなかった

症状がない時期にも通院・服薬が必要

従来の皮下免疫療法にくらべると、舌下免疫療法は負担の小さい治療法といえます。それでも、子ども自身の「治したい」という気持ちと、それをサポートしていこうという親の思いがないと、年単位での継続はむずかしい面もあります。薬を処方してもらうために通院が必要ですし、自宅でできることとはいえ治療は毎日続きます。

けれど、続けることで長年のアレルギー体質を改善できる可能性もあります。お子さんとよく話し合い、受けると決めたらしっかり取り組んでいきましょう。

スギ花粉とダニ、薬剤の併用は可能

スギ花粉用の薬剤と、ダニ用の薬剤は異なります。併用もできますが同時には始めません。一方が落ち着いてからもう一方を始める、併用時には服用時間をずらすなどの注意が必要です。

ただし、スギ花粉以外にアレルゲンがある人を含めても、スギ花粉用の舌下免疫療法だけで８割近くの人は「非常によい／だいぶよい」と効果を実感しています。

▼スギ花粉舌下免疫療法を受けた人のIgE抗体陽性率

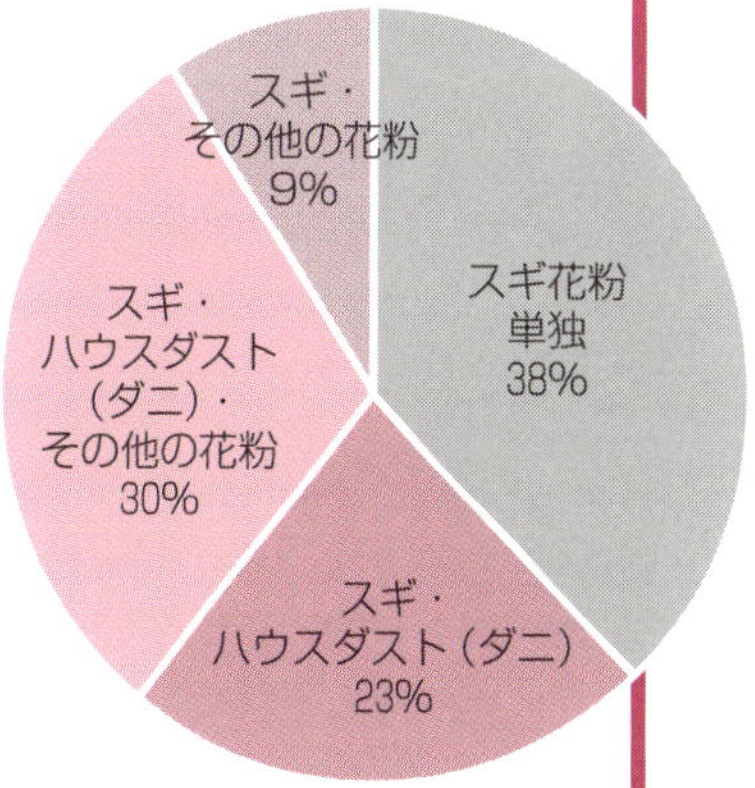

スギ・その他の花粉 9%
スギ花粉単独 38%
スギ・ハウスダスト（ダニ）・その他の花粉 30%
スギ・ハウスダスト（ダニ）23%

（ながくら耳鼻咽喉科アレルギークリニック 2015 年）

安全性は高いが服薬でアレルギー症状が出ることも

誤って大量に服薬した場合などには、強いアレルギー症状が起きることもあります （→93ページ）。

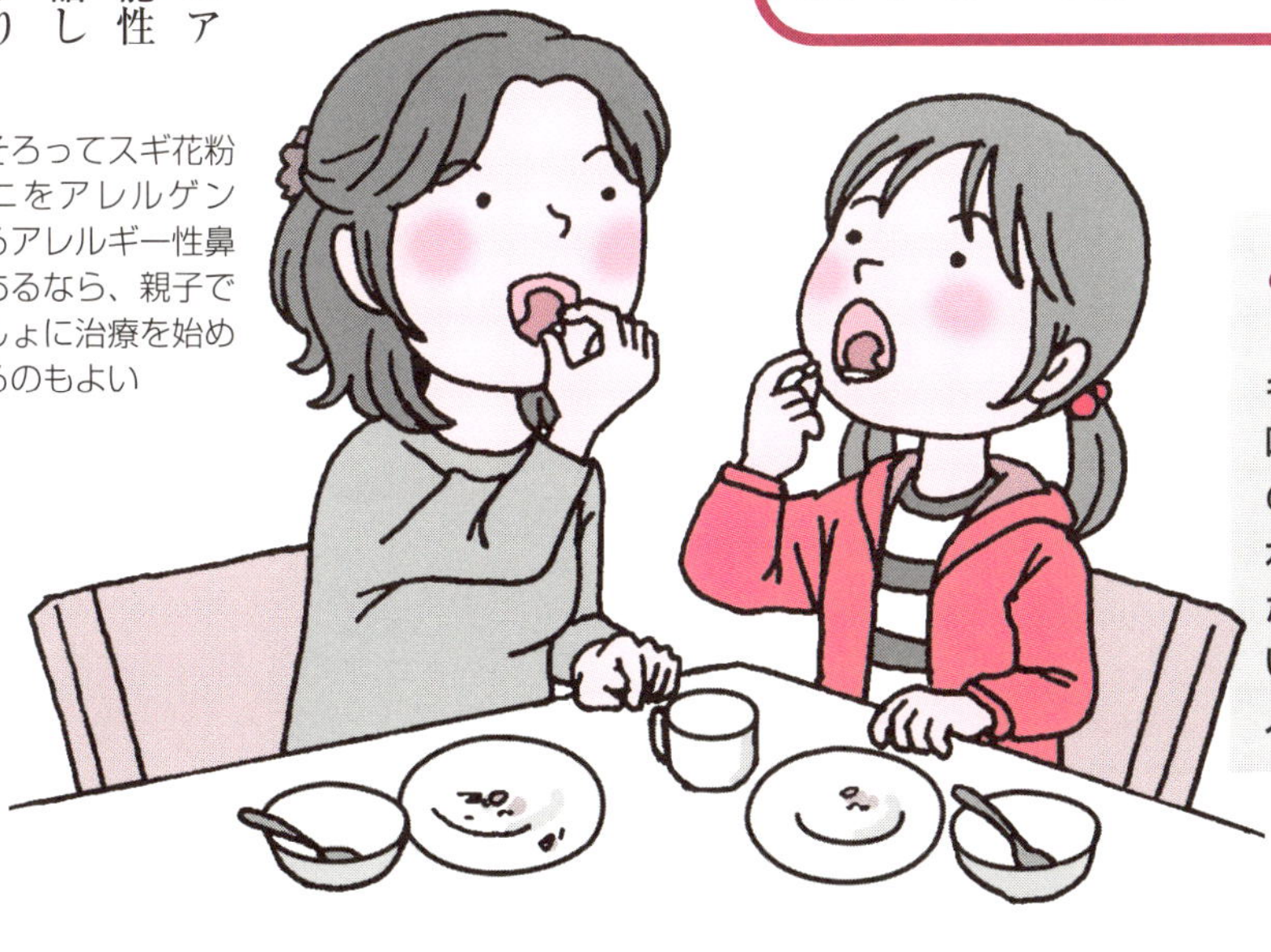

家族そろってスギ花粉やダニをアレルゲンとするアレルギー性鼻炎があるなら、親子でいっしょに治療を始めてみるのもよい

とくに味はしない

舌下免疫療法用のエキスも錠剤も、とくに味はしません。スギ用の薬剤には生理的食塩水や少量のグリセリンが入っているため、薄い塩味や甘味を感じる人もいるようです。

舌下免疫療法の進め方②

二日目からは毎日、自宅で続けていく

現在、日本で舌下免疫療法に用いられる薬剤には、スギ花粉用の液剤と、ダニ用の錠剤があります（二〇一六年一月現在）。いずれも毎日使い続けます。

どの薬でも基本は共通

少量から始め、徐々に量を増やして一定量になったらそのまま年単位で続けるという進め方は、どの薬を使う場合でも同じです。ただし、増量にかける期間や増量のしかたは、薬剤によって異なります。

初回は医療機関で

舌下はアレルギー反応が起きにくいところとはいえ、大量のアレルゲンが侵入してくることにより、なんらかの症状が現れる可能性は否定できません。そのため、初回の治療は医療機関でおこないます。服用後30分間程度ようすをみて、なにもなければそのまま帰宅できます。

指示されたタイミングで受診

通院は、原則として2週間～1ヵ月に1回の割合です。主治医の指示に従って通院を続けます。

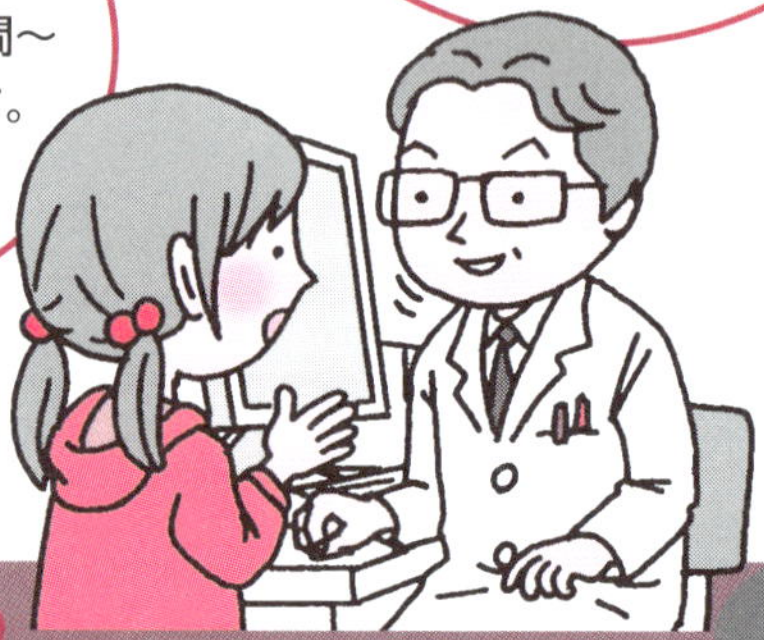

増量期　1日目

▼薬のタイプと増やし方

アレルゲンの種類	剤型	商品名	増量のしかた
スギ花粉	液剤（スプレー）	シダトレン®	1週目：薄い濃度の薬剤入りボトルを使い、1プッシュから7日目に5プッシュになるよう増量していく（医師の指示に従う） 2週目：濃い濃度の薬剤入りボトルを使い、1週目と同様に7日間かけて増量 3週目以降：アルミパック入り薬剤を1パック、1日1回舌下に垂らす
	錠剤	製造承認販売申請中（2016年1月現在）	
ダニ	錠剤	アシテア®	1日目：低用量の錠剤1つ 2日目：低用量の錠剤2つ 3日目以降：高用量の錠剤1つ
		ミティキュア®	1週目：低用量の錠剤1つ 2週目以降：高用量の錠剤1つ

服用のポイント

すぐに飲み込まない

どの薬剤も、口に入れてすぐに飲み込まないこと。指示された時間分、口の中に入れたままにしたあとは、唾液といっしょに飲み込んでも大丈夫です。

飲み込んだあと5分間はなにも口にしない

薬剤の吸収を妨げないよう、5分間は飲食だけでなく、うがいもしないようにします。

2日目からは自宅で1日1回服用

2日目以降は、1日1回、自宅で服用します。服用時間は自由に決められます。ただし、服用後、万が一重いアレルギー症状が起きたときのために、なるべく医療機関にかかりやすい時間帯に服用したほうがよいでしょう。

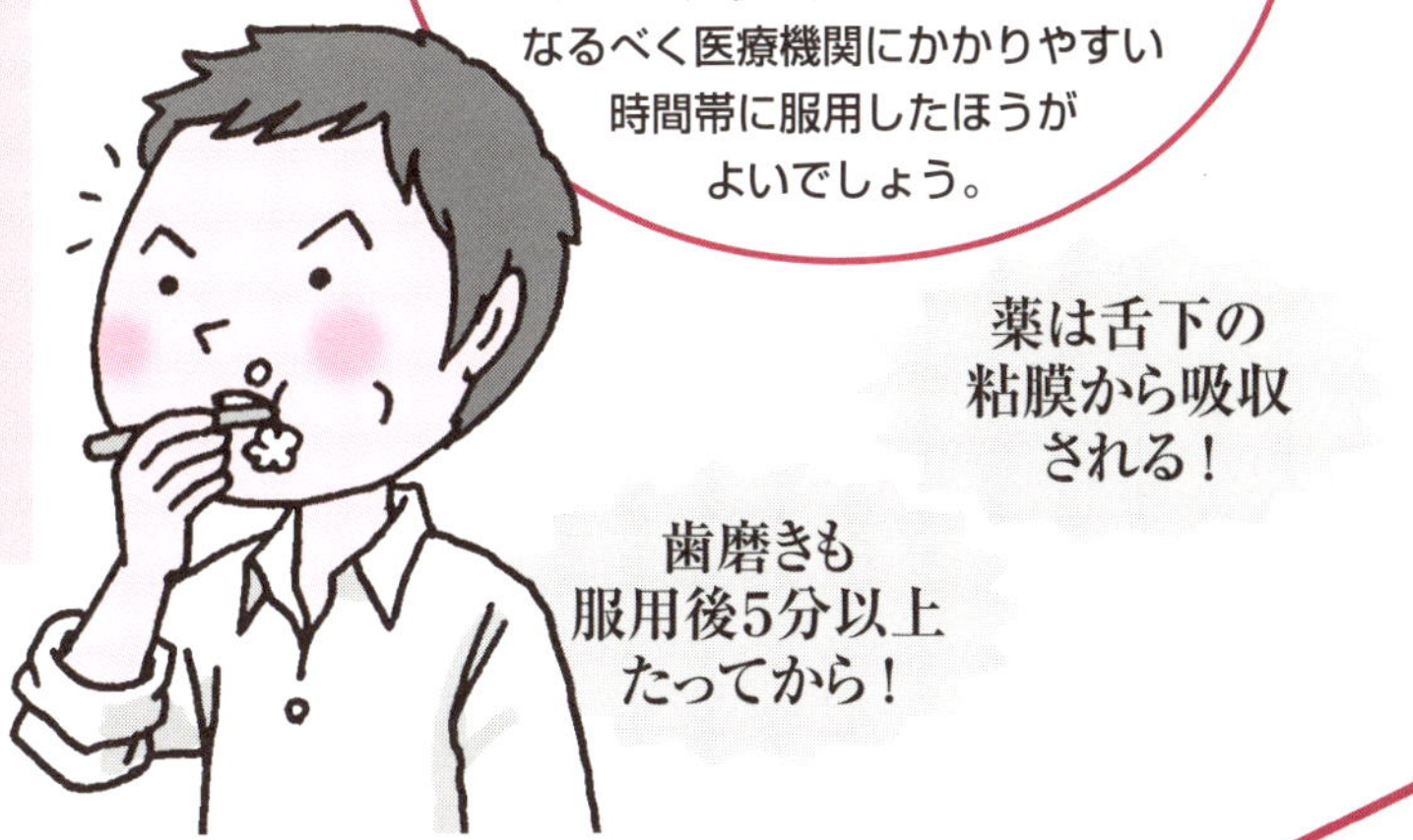
薬は舌下の粘膜から吸収される！
歯磨きも服用後5分以上たってから！

効果は2～3ヵ月目で自覚する人が多い

維持期

維持期に入ったあとは、スギ花粉のシーズン中も舌下免疫療法を続ける

3年間は続けてみよう

治療期間は3年が目安になります。花粉症の場合、少なくとも2シーズンはようすをみましょう（→96ページ）。治療中、血液検査で抗体値などを調べ、効果の出方をみることもあります。

「朝食のあと」などと決めて毎日の習慣にする

自宅での服用は、できるだけ毎日、同じタイミングでおこなうようにします。一度決めた服用時間は特別なことがないかぎり動かさず、毎日の習慣とすることが、飲み忘れを防ぐコツです。

朝、起きてすぐに口に入れてから、着替えなどを済ませて朝食、というのでもよいですし、朝食後、口に入れてから出かける準備をするのもよいでしょう。各家庭、お子さんの生活パターンに合わせて、続けやすい服用時間を設定しましょう。

治療中の注意点①

正しく使うことが副作用を避ける鍵になる

舌下免疫療法を開始したあと、はじめのうちは軽いアレルギー症状が出る場合があります。使用法を間違わないかぎり、強い症状が出ることはまずありません。

起きるかもしれないこと

舌下免疫療法の副作用とは、要するにアレルギー反応が起きることによる症状です。アレルギー反応が起きにくいところとはいえ、多少の症状が出てくることはあります。

使いはじめに出やすい軽い症状

- 口の中の腫れ、かゆみ
- 舌の下側の腫れ
- 口内炎
- のどのかゆみ
- 耳のかゆみ など

1ヵ月以降はほとんど心配なし

軽いアレルギー症状の大半は、治療開始直後、あるいは開始後1ヵ月以内に起こります。ほとんどは短期間のうちに、しだいに改善していきます。

しばらくようすをみる

薬を使うほどひどくなることはまずありませんが、じんましん、ぜんそくの悪化、のどの強い腫れなどがみられる場合には、抗ヒスタミン薬を使うこともあります。

スギ花粉の飛散シーズンに症状が強まることもあります。医師に症状を伝え、適切な処方を受けるようにしてください。

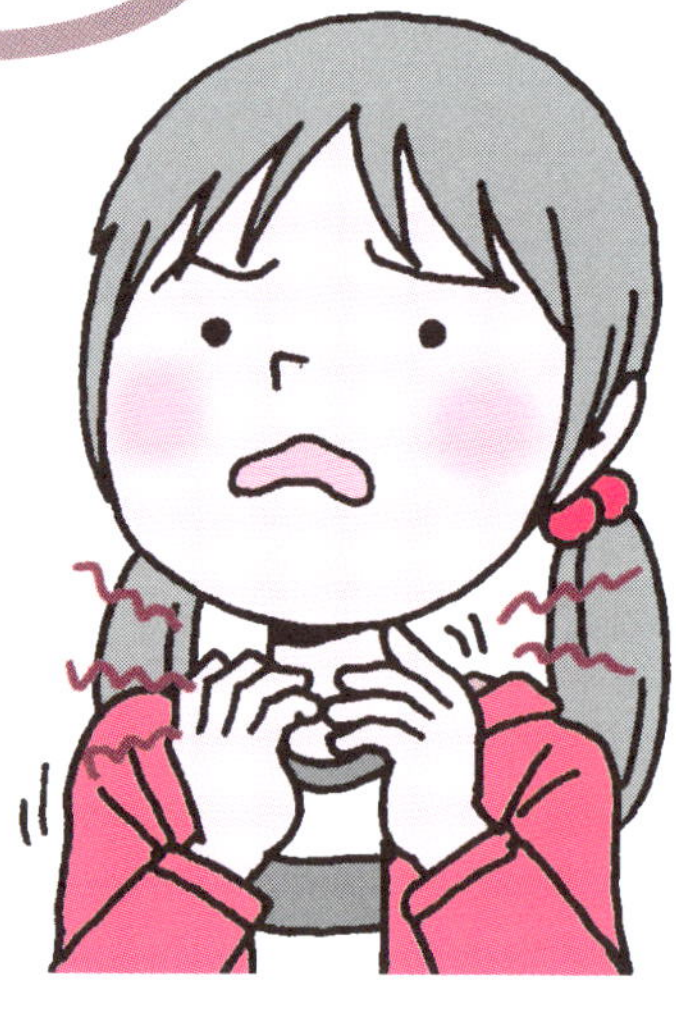

不安があればすぐに主治医に相談を

舌下免疫療法は、強い副作用がめったに起きないという点が長所のひとつです。とはいえ、通常、吸い込む量とは比較にならないほど大量のアレルゲンを体内に取り込んでいく治療法ですから、徐々に体を慣らしていくという過程がとても重要です。

服薬前後2時間の注意で危険を避ける

血液循環が高まっているときには、舌下免疫療法によるアレルギー反応が出やすくなるおそれがあります。服用の前後２時間は、激しい運動や入浴は避けるほうが安全です。

通学など、通常の活動で危険性が高まることはありません。

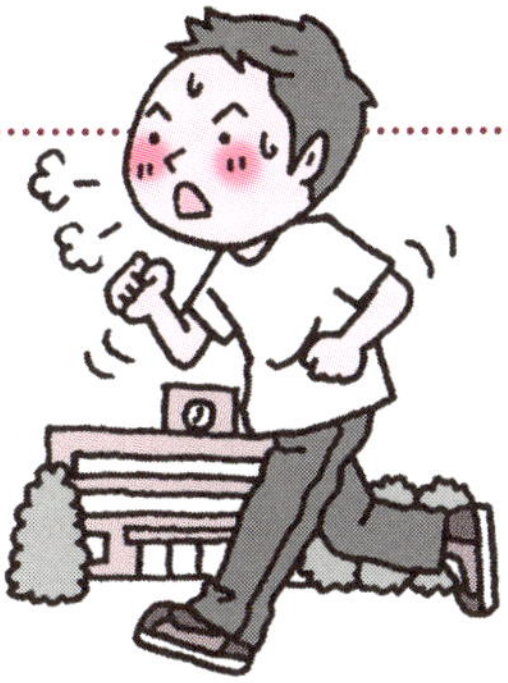

運動部で朝練習などがあるようなら、服用のタイミングに気をつける

めったに出ないが、強い症状には緊急対応

全身の臓器に、ほぼ同時に重いアレルギー症状が現れる状態を「アナフィラキシー」といいます。世界的にみても舌下免疫療法によるアナフィラキシーはまれですが、万が一、気になる症状が起こり始めたら救急対応が必要です。

服用量の間違いなどに注意

めったにない発症例のほとんどは、間違って大量に服用した、別の病気があり健康状態がすぐれなかったなど、特別な理由があります。治療中の注意点は守りましょう。

食物アレルギーがあり、過去にアナフィラキシーを起こしたことがある場合には、緊急用にアドレナリンの自己注射薬（エピペン®）を用意しておいたほうがよいこともあります。

危険な兆候があればすぐに医療機関へ

服用後30分間に次のような症状が現れたら、アナフィラキシーの前兆かもしれません。ただちに医療機関へ。どんどんひどくなるようなら、一刻も早く救急車の要請が必要です。

- ■**皮膚症状**　じんましん、かゆみ、赤みなど
- ■**消化器症状**　胃痛、吐き気、嘔吐、下痢など
- ■**目の症状**　視覚異常、視野の狭窄など
- ■**呼吸器の症状**　鼻閉、くしゃみ、声がかれる、のどのかゆみ、胸がしめつけられるような感じ、息苦しさ、ヒューヒューと鳴るような呼吸音、顔が紫色になってきたなど
- ■**循環器の症状**　脈が速くなったり、乱れたりする（頻脈、不整脈）、血圧低下
- ■**精神の症状**　不安、恐怖感の訴え、意識の混濁など

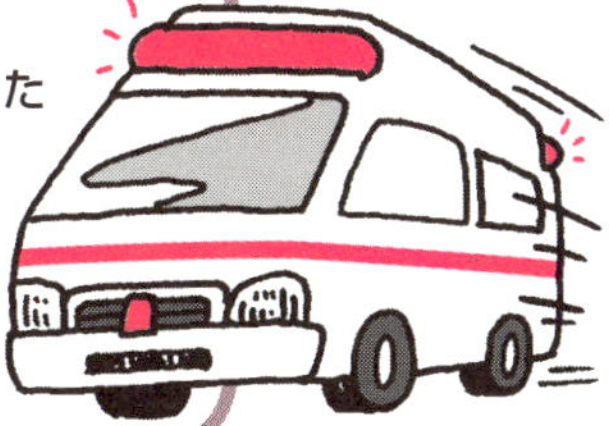

治療中、不安があれば次の受診予定日まで待たず、主治医に相談してみましょう。とくにスギ花粉のシーズン中などは、舌下免疫療法を受けていても以前と同じような症状が出てくることもあります。そうした場合も、市販薬でようすをみるより、主治医に症状をやわらげる薬を処方してもらうほうが安全です。

治療中の注意点②

インフルエンザなどのときは一時的に中断する

免疫療法を続けている間に生じやすい問題について、一般的な対応のしかたを頭に入れておきましょう。ただし、個々のケースについては主治医に尋ね、指示を仰ぐのが原則です。

よくある「どうしよう」への対処法

長い治療期間中には、さまざまなことが起きるでしょう。よくある問題点、注意点を挙げておきます。

口内炎がひどくても続けていい?

⇒治るまで中断したほうがよい

口の中に傷があるときには、薬剤の吸収が高まりすぎるおそれがあります。主治医に相談のうえ、傷が治るまで舌下免疫療法は中断したほうがよいでしょう。抜歯の直後なども同様です。

風邪をひいた/インフルエンザになった

⇒体調が回復するまで中断する

急性の感染症などで体調が悪いときには、中断してかまいません。多くは数日間休めば、体調が回復してくるでしょう。体調が回復したら再開してください。

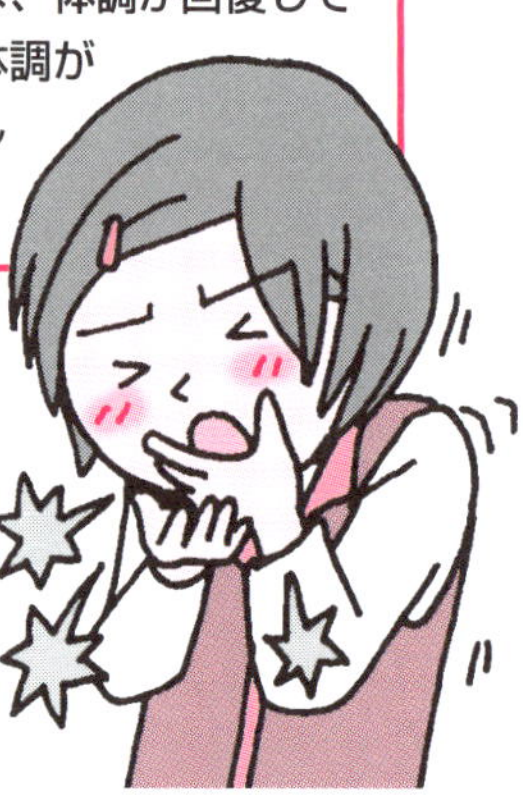

うっかり忘れてしまった!

⇒翌日まとめて2回分はダメ

いつもの時間に服用し忘れた場合には、気づいた時点で、できるだけ早く服用します。その日のうちなら夜になってもかまいません。

翌日以降になるようなら、服用は1回分だけにします。忘れた分とその日の分をあわせていっしょに飲まないようにしてください。

2回分以上をまとめて飲んでしまったときには、すぐに吐き出し、うがいをします。異常がなければ、翌日、決められた用量で再開します。

ほかの薬と併用しても大丈夫

舌下免疫療法の薬剤との併用が禁じられているのは、ステロイド薬の内服や点滴、抗がん剤や、がんの治療のための免疫療法など、特定のものに限られます。消炎鎮痛薬、抗生物質、抗ウイルス薬など、一般に使用されている薬は併用できます。

▼再開のしかたの目安

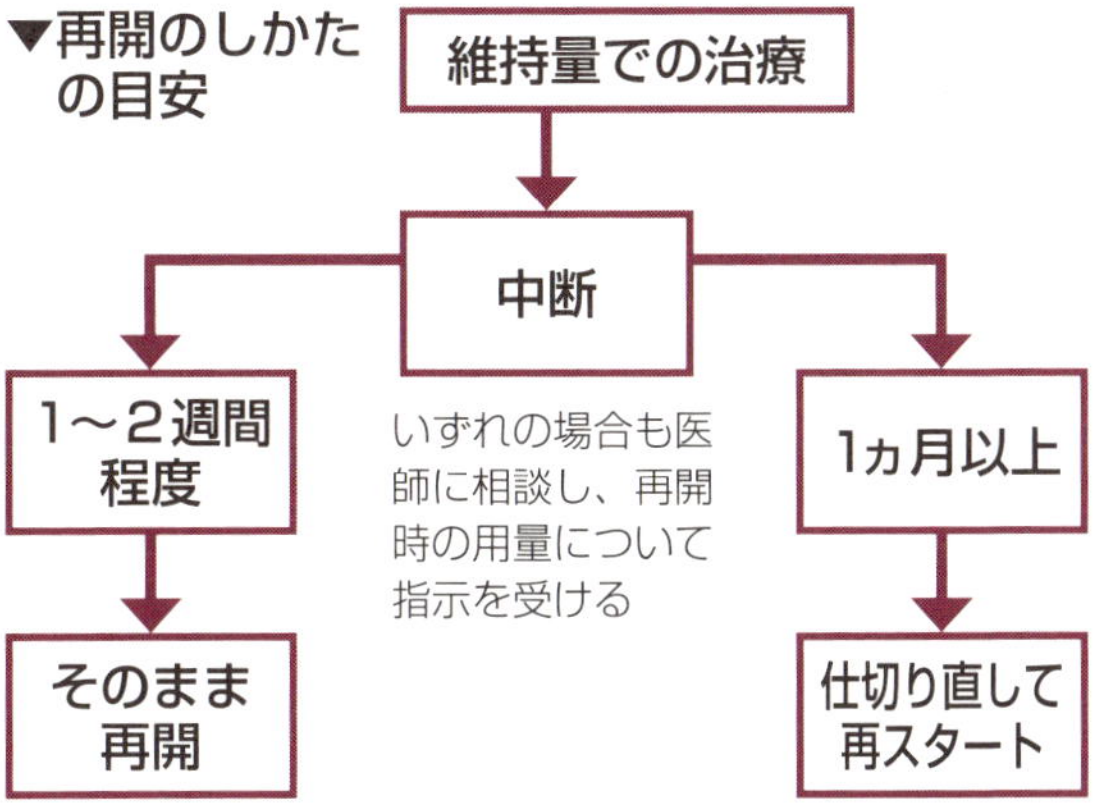
維持量での治療
中断
1～2週間程度
いずれの場合も医師に相談し、再開時の用量について指示を受ける
1ヵ月以上
そのまま再開
仕切り直して再スタート

修学旅行中も薬を飲んだほうがいい？

⇒無理に飲まなくてよい

液剤は冷蔵庫での保存が必要なので携帯不可。錠剤は管理に問題はないものの、集団での旅行中は、服薬のタイミングがはかりにくい、万が一、危険な症状が起きたとき、すぐに主治医に相談できない、などといったことを考慮すると、中断がすすめられます。

疑問は生じて当然。だから通院が必要

年単位で続ける治療である以上、身体面でも生活面でもさまざまな変化が起こるのは当然です。その都度、服用を続けてよいかどうかなど、迷うこともあるでしょう。疑問、不安があれば率直に医師に伝え、指示を仰ぐようにしてください。

定期的な通院は、たんに薬の処方を受けに行くためだけでなく、主治医に相談するよい機会でもあります。欠かさずに続けましょう。

海外に住むことになったら？

⇒錠剤は継続も可能。液剤は中止

2015年11月に日本で発売されたアシテア®は、全世界でも発売されます。そのため、海外でも同じ薬剤で治療を続けることができる場合もあります。それ以外の薬を使っているなど、中止した場合には、帰国後、改めて治療を始めるかどうか検討すればよいでしょう。

国内での転居は継続可能なことも

転居先に舌下免疫療法の実施が認められている医療機関があれば、続けて治療を受けることも可能です。主治医に紹介状を書いてもらえば、よりスムーズに転院できます。

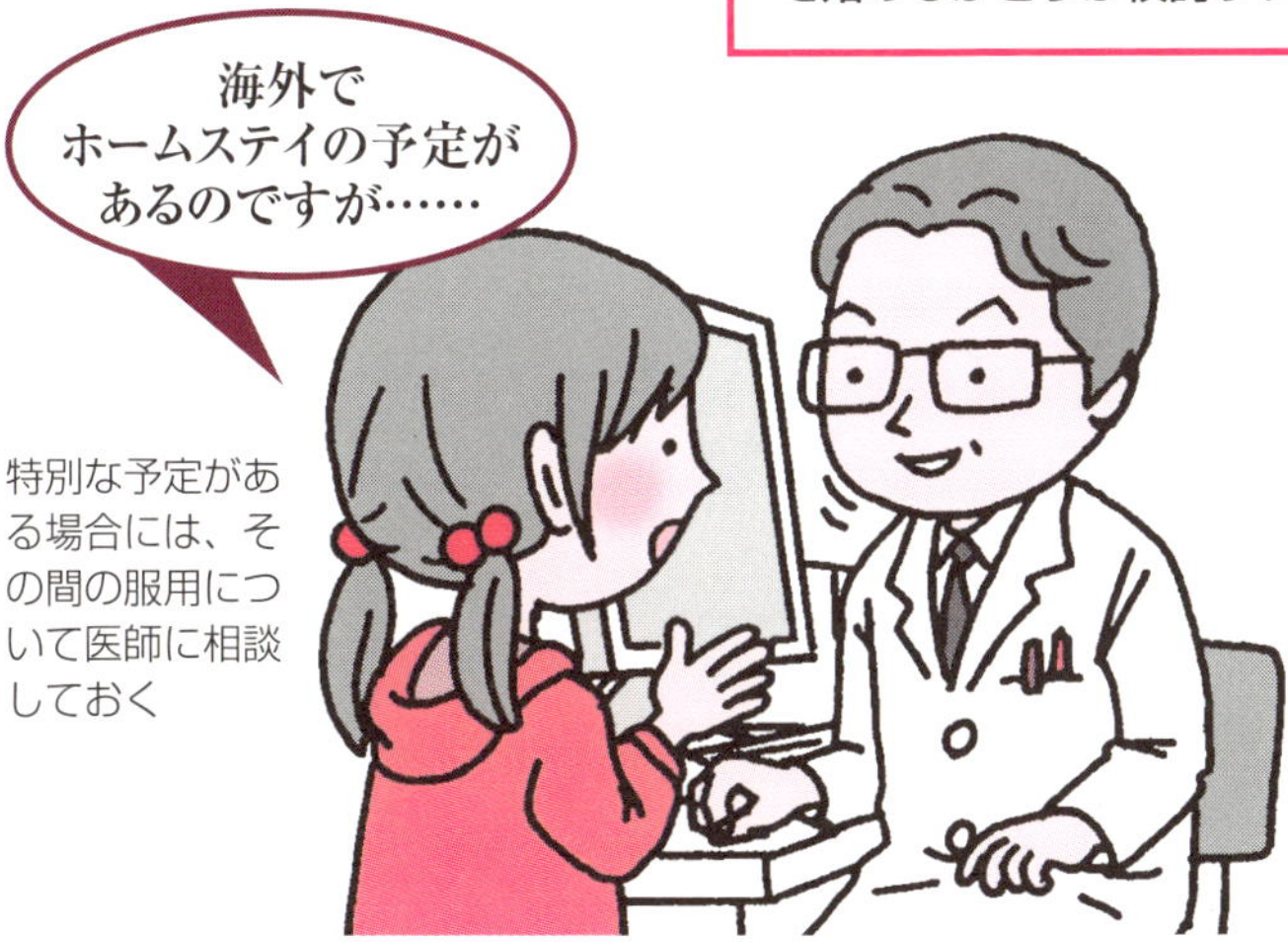
海外でホームステイの予定があるのですが……

特別な予定がある場合には、その間の服用について医師に相談しておく

免疫療法の限界

治療効果はすぐに、永久に実現するとは限らない

免疫療法、とりわけ舌下免疫療法は期待の新治療法ではありますが、始めてすぐに効果が出てくるものではありません。「効果がない！」とすぐにあきらめないことも大切です。

これからの見通しをつけておこう

免役療法の効果の現れ方は個人差があります。効果の現れ方が遅いこともあります。すぐに「効果がないからやめる」と判断するのは控えましょう。

舌下免疫療法の開始

通年性アレルギー性鼻炎は2～3ヵ月目くらいから

一般に、免疫療法の効果は２～３ヵ月目くらいから徐々に感じられることが多いようです。ダニの舌下免疫療法をおこなっている場合も同様と考えておきましょう。

スギ花粉症は少なくとも2シーズンはようすをみる

スギ花粉の舌下免疫療法を始めてすぐの花粉シーズンに、すでにある程度の改善効果は認められます（→82ページ）。改善の程度が弱いと感じられても、そこであきらめないでください。少なくとも２シーズンの症状を比較したうえで、効果を判断するようにしましょう。

▼スギ花粉症のピーク時にも治療薬が不要になった人の割合

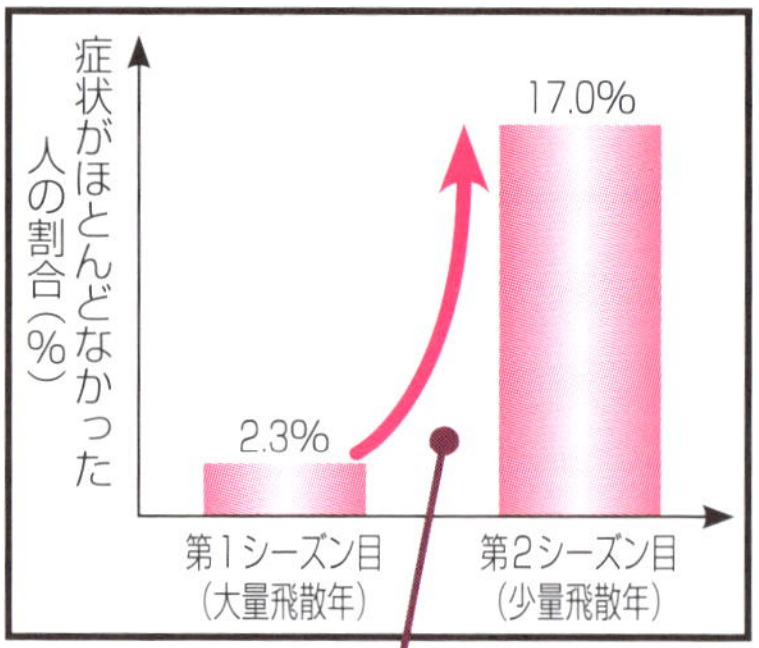
症状がほとんどなかった人の割合（%）
2.3%
17.0%
第1シーズン目（大量飛散年）
第2シーズン目（少量飛散年）

（「総合製品情報概要」より一部改変）

飛散量によっても大きく変わる

スギ花粉症の症状は、飛散する花粉量によっても大きく変わります。花粉の飛散量も考慮したうえで、免疫療法の治療効果を検討することも必要です。

免疫療法を受けていても、スギ花粉症のシーズンにはマスクの着用など、アレルゲン回避の取り組みは必要

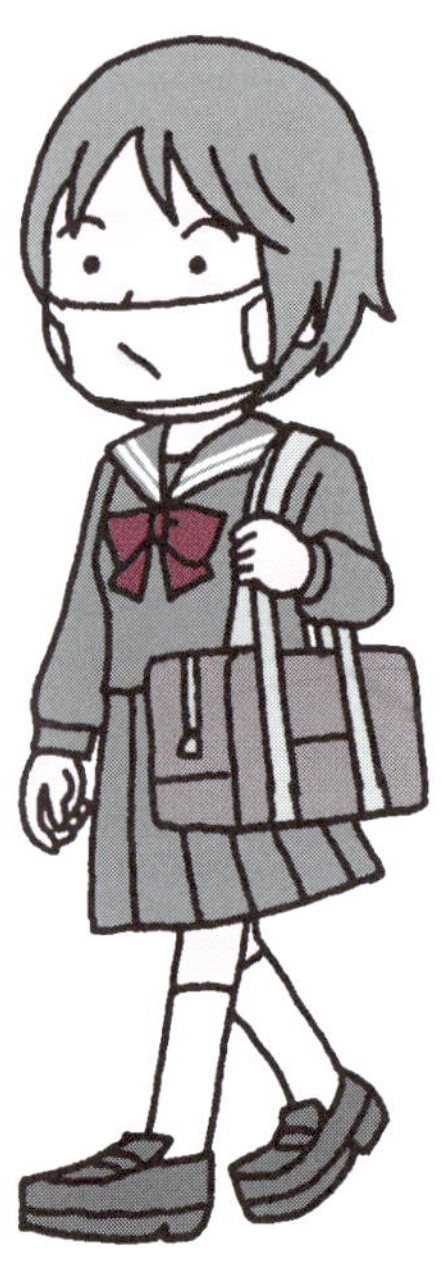

効果が弱まったら、また受けられる

免疫療法の効果は治療をやめたあと、弱まってしまうこともあります。「効いた！」と感じた場合もすぐにやめず、長く続けることが治療効果を長持ちさせるポイントです。

ただ、免疫療法はくり返し受けられます。効果が弱まったら、再開することも可能です。

▼ダニに対する舌下免疫療法を3～5年実施したあとの15年間の症状の変化

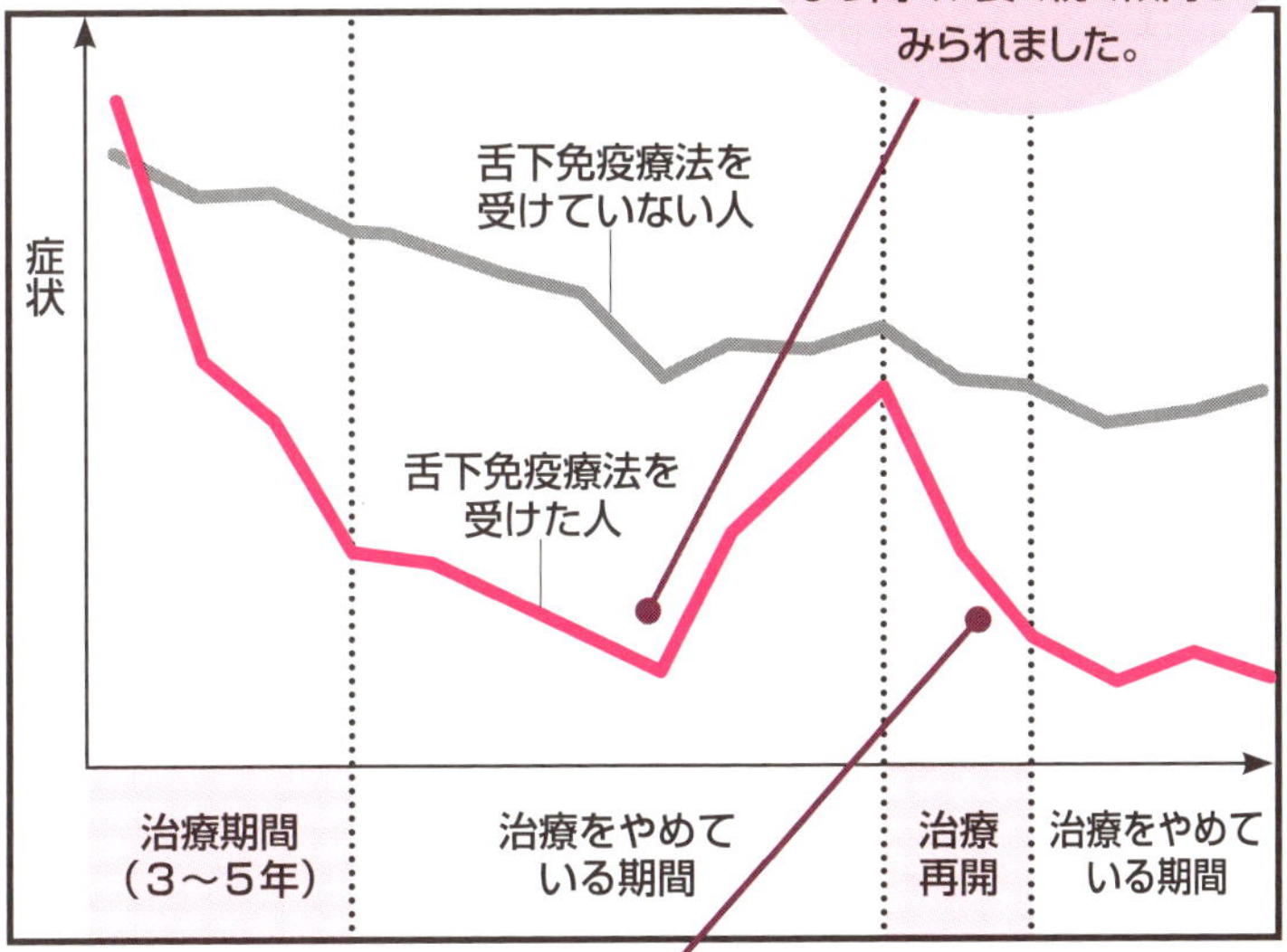
症状
舌下免疫療法を受けていない人
舌下免疫療法を受けた人
治療期間（3～5年）
治療をやめている期間
治療再開
治療をやめている期間

（*JACI* 126:969-975, 2010より一部改変）

治療後も効果は続く

舌下免疫療法の治療中だけでなく、治療後も症状改善の効果は続きました。3年間続けた人より、4年、5年継続したほうが、治療効果がより高く、長く続く傾向がみられました。

再治療は短期間で効果が出やすい

舌下免疫療法の治療終了後しばらくたつと、効果が弱まる人もいますが、再度、舌下免疫療法をおこなえば、短期間のうちに症状が改善することが確かめられました。

免疫療法以外の対策も続けていく

舌下免疫療法は続けるうちに効果が現れ、長く続けるほどその効果も持続しやすくなります。数ヵ月間のうちに効果があってもなくても、そこでやめないことが大切です。ただし、非アレルギー性の原因が主であれば、長く続けても効果は期待できません。治療開始前に的確な診断を受けておくことが必要なのはいうまでもありません。

また、免疫療法を受けていてもアレルゲン回避の取り組みは必要です。大量のアレルゲンを吸い込めば、アレルギー反応を起こしやすい鼻粘膜に、再び症状が現れることがあります。症状がひどければ薬を使ってやわらげる必要も出てきます。

それでも、つねに悩まされてきた症状がぐんと楽になることで、暮らしやすさは大きく増すものと期待できます。

COLUMN

いずれは「食べて治す」ことが可能になる?

「花粉症を治す米」の開発・研究が続いている

舌下免疫療法の実用化により、免疫療法を受ける負担は大きく減りました。将来的には、だれもが必ずしている「食べる」ことを通じて、免疫療法を受けることが可能になるかもしれません。

食べておこなう免疫療法として開発・研究が続けられている「花粉症緩和米」「花粉症治療米」は、アレルゲンの目印となる成分だけをもつ米。食べ続けるうちに免疫がその成分に慣れ、「敵の目印」と認識しなくなるため、実際にアレルゲンが侵入してきてもアレルギー反応が起きにくくなると考えられています。

ただし、実用化するには、食品としての安全性はもちろん、医薬品としての効果や安全性が確保されているのかどうかなど、まだまだ慎重な検討が必要です。

▼治療米のしくみ

稲に遺伝子操作をおこない、抗原(アレルゲン)の一部のタンパクを含む米をつくる

↓

その米を食べると、免疫は抗原の存在を認識する。しかし、アレルギー反応を引き起こす部分は含まれていないため、アレルギー症状は起きない

↓

毎日食べるうちに、免疫が抗原の存在に慣れ、実際のアレルゲンが入ってきたときにも攻撃しなくなる

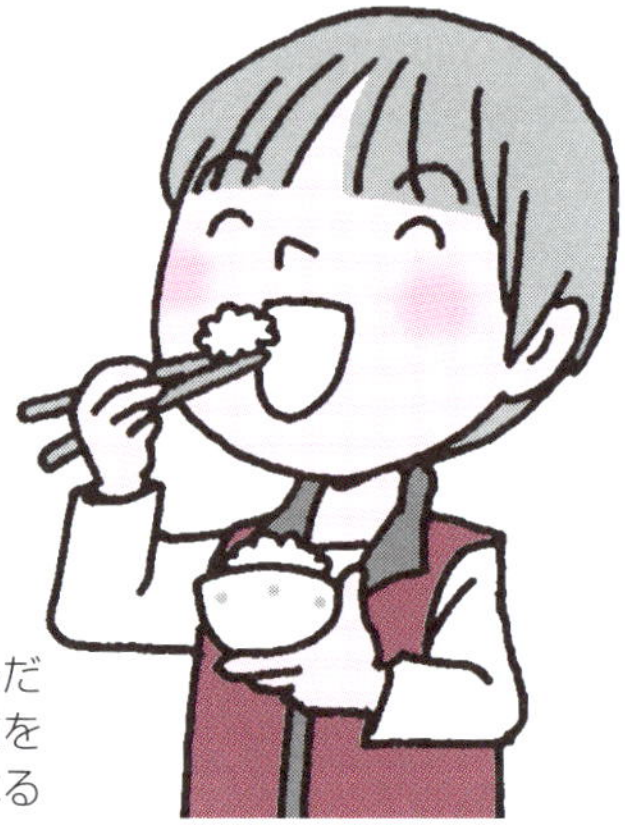

理論的には、食べるだけでアレルギー体質を改善できるようになる

健康ライブラリー イラスト版

子《こ》どもの花粉症《かふんしょう》・

アレルギー性《せい》鼻《び》炎《えん》を治《なお》す本《ほん》

2016年2月10日 第1刷発行

監　修	永倉仁史（ながくら・ひとし）
発行者	鈴木　哲
発行所	株式会社講談社 東京都文京区音羽二丁目12-21 郵便番号　112-8001 電話番号　編集　03-5395-3560 販売　03-5395-4415 業務　03-5395-3615
印刷所	凸版印刷株式会社
製本所	株式会社若林製本工場

N.D.C. 493　98p　21cm

ISBN978-4-06-259800-2

■監修者プロフィール

永倉 仁史（ながくら・ひとし）

ながくら耳鼻咽喉科アレルギークリニック院長。昭和57年東京慈恵会医科大学卒業。昭和60年、東京慈恵会医科大学耳鼻咽喉科アレルギー外来担当となり、鼻アレルギーの治療および減感作療法を専門とする。国立成育医療研究センター（当時、国立小児病院）免疫アレルギー研究部にてアレルギー治療について研究。平成２年より、東京厚生年金病院耳鼻咽喉科勤務、その後、東京慈恵会医科大学耳鼻咽喉科助手。平成７年より文部科学省（当時、文部省）委託「スギ花粉症克服に向けた総合研究」に参加し、スギ・ヒノキ花粉症に対する疫学的調査・基礎・臨床応用の研究に協力し、全国でスギ・ヒノキ花粉症の調査にあたる。現在、スギ・ヒノキ花粉症に対する最新の治療法として、ペプチド療法、経口減感作、抗IgE抗体、人工暴露装置などの研究に従事。NPO花粉情報協会理事。平成18年、ながくら耳鼻咽喉科アレルギークリニックを開院、現在に至る。著書に『スギ花粉症は舌下免疫療法（SLIT）でよくなる！』（現代書林）がある。

■参考資料

鼻アレルギー診療ガイドライン作成委員会編集『鼻アレルギー診療ガイドライン―通年性鼻炎と花粉症―2013年版（改訂第７版）』（ライフ・サイエンス）

岡本美孝編集企画『小児の花粉症（Monthly Book ENTONI No.149）』（全日本病院出版会）

大久保公裕『ササッとわかる最新「花粉症」治療法』（講談社）

谷口正実／福冨友馬監修『吸入性アレルゲンの同定と対策』（メディカルレビュー社）

永倉仁史『スギ花粉症は舌下免疫療法（SLIT）でよくなる！』（現代書林）

●編集協力　オフィス201、柳井亜紀

●カバーデザイン　松本 桂

●カバーイラスト　長谷川貴子

●本文デザイン　勝木デザイン

●本文イラスト　秋田綾子、千田和幸